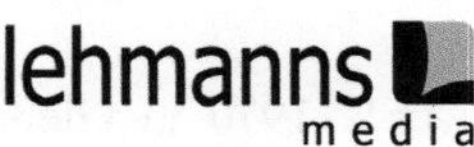
lehmanns
media

Marcel A. Verhoff

wurde 1970 in Gießen geboren und hat dort auch sein Medizinstudium absolviert. 1999 wurde er mit einer Arbeit über die epidermalen Langerhanszellen am Physiologischen Institut bei Prof. Ewald Heerd promoviert. Er absolvierte Weiterbildungszeiten in Bochum am Institut für Pathologie der BG-Kliniken Bergmannsheil bei Prof. Klaus-Michael Müller und dem Westfälischen Zentrum für Psychiatrie bei Prof. Theo Payk. Seit 2000 ist er wissenschaftlicher Mitarbeiter am Gießener Institut für Rechtsmedizin, zunächst bei Prof. Günter Weiler und seit dem 1. Oktober 2007 bei Prof. Reinhard Dettmeyer. Im August 2003 erhielt er die Facharztanerkennung und hat sich im Juli 2007 mit einer Schrift über „Humanspezifität, Liege-zeit, Verletzungsspuren, Identitätsmerkmale und Leichenbegriff als problematische Fragestellungen in der forensischen Osteologie“ für das Fach Rechtsmedizin habilitiert. Obwohl spezialisiert auf forensische Anthropologie, DNA-Analytik, Toxikologie und Alkohologie, liegt sein Interessenschwerpunkt auf dem Gebiet der Osteologie. Er kann auf ein umfangreiches wissenschaftliches Werk mit 50 Original- und 21 Übersichtsarbeiten sowie 5 Buchbeiträgen verweisen. Zusammen mit Frau Dr. Kreutz hat er 2002 ein praxisorientiertes Kompendium zur Einführung in die Forensische Anthropologie verfasst. Im September 2007 wurde ihm für seine Arbeiten zur forensischen Osteologie der „Konrad-Händel-Stiftungspreis für Rechtsmedizin“ verliehen, der wichtigste Preis für forensische Wissenschaften im deutschsprachigen Raum.

Seit 2013 ist Prof. Verhoff Direktor des Institutes für Rechtsmedizin am Universitätsklinikum Frankfurt/Main.

Forensische Osteologie

Problematische Fragestellungen

Marcel A. Verhoff

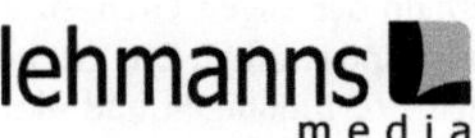

Bibliografische Information der Deutschen Nationalbibliothek
Die Deutsche Nationalbibliothek verzeichnet diese Publikation in der Deutschen Nationalbibliografie; detaillierte bibliografische Angaben sind im Internet unter *„http://www.dnb.de“* abrufbar

Helmholtzstraße 2-9 - 10587 Berlin

Umschlag: Bernhard J. Bönisch - Berlin
Druck und Bindung: Totem - Inowrocław (Polen)

ISBN: 978-3-86541-294-2

www.lehmanns.de

Vorwort

Die vorliegende Monografie ist aus meiner im Jahre 2006 verfassten Habilitationsschrift mit dem Titel „Humanspezifität, Liegezeit, Verletzungsspuren, Identitätsmerkmale und Leichenbegriff als problematische Fragestellung in der forensischen Osteologie“ hervorgegangen. Da es sich um eine „kumulative“ Habilitation handelte, wurde seitens des Fachbereichs Humanmedizin der Justus-Liebig-Universität Gießen nach Abschluss des Habilitationsverfahrens im Juli 2007 keine Drucklegung der Habilitationsschrift verlangt. Auf Drängen zahlreicher Freunde und Kollegen, denen die Arbeit bekannt war, habe ich mich doch zu einer Veröffentlichung in Buchform entschlossen. Eine Publikation in der Originalform der Habilitationsschrift mit den Zeitschriften-Artikeln im Anhang war aus urheberrechtlichen Gründen nicht möglich. Die nachfolgende Buchversion erfuhr einige inhaltliche Überarbeitungen und wurde mit 35 bunten Abbildungen und 11 Tabellen ergänzt. Von dem Schmidt-Römhild-Verlag lag dankenswerterweise eine Erlaubnis vor, Abbildungen aus den eigenen Original-Artikeln für das Buch zu verwenden. Die anderen Abbildungen werden im vorliegenden Buch erstmals publiziert.

Es bleibt, allen Kolleginnen und Kollegen für die Zusammenarbeit zu danken. Die interdisziplinäre Kooperation ist die Basis der forensischen Osteologie und somit auch des vorliegenden Werkes. Insbesondere freut es mich, die erfolgreiche Arbeit mit „Lehmanns Media“ fortzusetzen.

Gießen im Februar 2008

Marcel A. Verhoff

Abkürzungsverzeichnis

bp:	Basenpaare
CME:	Continuing Medical Education (zertifizierte Fortbildung für Ärzte)
HV1:	hypervariable (Region) 1 der mitochondrialen DNA
MSCT:	Multislice-Computertomographie bzw. Multislice-Computertomogramm
mtDNA:	mitochondriale DNA
PMI:	Postmortales Intervall
StGB:	Strafgesetzbuch der Bundesrepublik Deutschland
StPO:	Strafprozessordnung der Bundesrepublik Deutschland

Inhaltsverzeichnis

1 Einleitung

1.1 Begriffsdefinitionen

„Osteologie" ist aus dem lateinischen „os" (Knochen) und dem griechischen „logos" (Lehre) zusammengesetzt. Es handelt sich demnach um die Lehre von den Knochen, unabhängig davon, ob menschliche oder nicht menschliche. Das Wort „forensisch" ist abgeleitet vom lateinischen „in foro", was so viel wie „vor Gericht" oder „in der Gerichtsverhandlung" bedeutet. Die Übersetzung von „forensische Osteologie" würde somit „gerichtliche Knochenkunde" lauten. Im weitesten Sinne könnte damit jede gutachterliche Beurteilung von knöchernen Strukturen im Zuge eines Ermittlungsverfahrens bzw. einer Gerichtsverhandlung unabhängig von der Rechtsform (Strafrecht, Zivilrecht, Sozialrecht) gemeint sein. So wäre auch die Beurteilung jeder knöchernen Verletzung, sei es an Röntgenbildern, im Rahmen einer Operation oder Obduktion oder die Lebensaltersbestimmung mittels Röntgendiagnostik zur forensischen Osteologie zu zählen (Verhoff und Kreutz 2005a).

Üblicherweise wird der Begriff „forensische Osteologie" jedoch auf die Untersuchung und Beurteilung von aufgefundenen Knochen begrenzt. Hierbei kann es sich um überwiegend bis nahezu gänzlich skelettierte Leichen, vollständige oder unvollständige Skelette bis hin zu einzelnen Knochen oder sogar nur Knochenfragmenten handeln (Iscan 1981, Verhoff und Kreutz 2004).

Die forensisch-osteologischen Untersuchungen werden in Deutschland meist von Rechtsmedizinern oder Anthropologen durchgeführt. Rechtsmediziner beschäftigen sich im Allgemeinen mit Leichen kürzerer Liegezeit, während Anthropologen je nach Fachrichtung eher an historischen Skelettfunden ausgebildet sind. Daher ergänzen sich die beiden Fachgebiete in der forensisch-osteologischen Arbeit ideal. In der interdisziplinären forensisch-osteologischen Fallarbeit bzw. Forschung können zusätzlich beispielsweise die Veterinärpathologie bzw. Veterinäranatomie (Mülling und Rothschild 2005), die Geologie oder die Entomologie (Insektenkunde) zum Einsatz kommen.

Zur forensischen Osteologie sind zudem die Untersuchung des Gebisses zur Identifizierung (Zahnschema) und die Lebensaltersbestimmung zu zählen. Überschneidungen und Kooperationen ergeben sich mit dem aus der Zahnmedizin herausgebildeten Spezialgebiet der „forensischen Odontostomatologie“ (Lessig und Benthaus 2003) sowie bei der forensischen Altersbestimmung beim Lebenden (Ritz-Timme et al. 2000, Geserick und Schmeling 2001, Schmeling et al. 2004).

Wenn eine Identifizierung durch die genannten Methoden z.B. aufgrund fortgeschrittener Fäulnis ergebnislos bleibt, kommt in Einzelfällen als weitere Möglichkeit die plastische Gesichtsrekonstruktion in Betracht (Gerassimow 1968, Helmer 1984, Prag und Neave 1997).

1.2 Fragestellungen an die forensisch-osteologische Untersuchung

Am häufigsten werden Knochen im Rahmen von Bauarbeiten, durch spielende Kinder, Spaziergänger („Pilzsammler") oder freilaufende Hunde aufgefunden. Ein Ermittlungsverfahren und damit die Beauftragung eines Sachverständigen wird nur eingeleitet, wenn Knochenfunde an die Ermittlungsbehörden (Polizei oder Staatsanwaltschaft) gemeldet werden.

Die erste Frage an den Sachverständigen ist grundsätzlich, ob der Knochen von einem Menschen stammt oder nicht. Kann eine nicht-humane Herkunft nachgewiesen werden, erübrigen sich üblicherweise aus Sicht der Ermittlungsbehörden weitere Fragen. Ausnahmen können sich ergeben, wenn z.B. ein Verstoß gegen das Tierschutzgesetz im Raum steht (Mülling und Rothschild 2005).

Wird die menschliche Herkunft eines Knochenfundes nachgewiesen, ist das Endziel die Identifizierung des Individuums, von dem die knöchernen Überreste stammen. Hierfür können je nach Fallkonstellation geeignet sein:

Forensische DNA-Analyse (Hohoff und Brinkmann 2003, Brinkmann 2004, Verhoff und Heidorn 2006)

Zahnstatus (Lessig und Benthaus 2003)

Röntgenvergleichsanalyse (Rothschild et al. 2001)

Für jede Methode der Identifizierung ist Vergleichsmaterial notwendig, das von dem Individuum zu Lebzeiten gewonnen wurde (Verhoff und Heidorn 2005). Deshalb müssen vorher durch Ermittlungsarbeit und morphologische Untersuchungen Hinweise erarbeitet werden, um welche Person es sich gehandelt haben könnte.

Für die Identifizierung von Skeletten oder einzelnen Knochen spielen die Fundsituation und sog. Beifunde eine wichtige Rolle. So ist zu klären, ob der Fundort z.B. in der Nähe eines bestehenden oder aufgelassenen Friedhofs oder vielleicht eines Krankenhausgeländes liegt. Kleidungsreste, Taschen oder andere Gegenstände des persönlichen Gebrauchs können Hinweise auf den Träger bzw. Käufer oder einen historischen Hintergrund geben. Nummerierte Sicherheitsschlüssel, Ausweispapiere oder andere persönliche Unterlagen lassen die Zuordnung zu einer bestimmten Person zu. Jedoch müssen ein Skelett und ein daneben aufgefundener Personalausweis nicht zwangsläufig von derselben Person stammen.

Zum Zeitpunkt der forensisch-osteologischen Untersuchung können grundsätzlich bereits Hinweise auf die Identität durch Beifunde bzw. Ermittlungsergebnisse vorliegen oder noch gar keine Erkenntnisse über die zu identifizierende Person. Die morphologische Untersuchung ist jedoch unerlässlich.

Die morphologischen Untersuchungen auf dem Weg zu einer Identifizierung werden unter folgenden Fragestellungen durchgeführt:

Liegezeit = postmortales Intervall (PMI)

Persönlichkeitsrelevante Merkmale: Geschlecht, Alter, Körpergröße (Statur), Popultationszugehörigkeit (Ethnie)

Verletzungsspuren (Art bzw. Ursache; Prä-, peri- oder postmorale Enstehung)

Pathologische Veränderungen (Kreutz 1997)

1.3 Möglichkeiten und Probleme einzelner Fragestellungen

1.3.1 Humanspezifität

Bei vollständigen, gut erhaltenen Knochen gelingt der Ein- oder Ausschluss der Humanspezifität meist problemlos. Sicher ist der Ausschluss der Humanspezifität jedoch erst dann, wenn die Wirbeltierspezies anhand bestimmter Skelettcharakteristika bestimmt wurde. Ein Vergleich mit gutem Bildmaterial ist hilfreich (Schmid 1972). Ein Studium typischer Formmerkmale des Zahnapparates kann für die Bestimmung der Art wegweisend sein (Brooks 1975). Aufgrund der großen morphologischen Variabilität, nicht zuletzt in den Wachstumsphasen, ist Bildmaterial als Vergleich oftmals nicht ausreichend.

Wenn nur kleine Fragmente zur Untersuchung gelangen, kann die Bestimmung der Humanspezifität sehr problematisch sein. Auf Grund der Ähnlichkeiten zwischen Mensch und anderen Säugetierarten ist die Diagnose von Fragmenten der distalen Extremitätenabschnitte besonders problembehaftet. In der Regel sind nicht-menschliche Säugetierknochen kompakter und im Vergleich zu Knochen gleicher Größenordnung schwerer. Wegweisend ist häufig das Größenverhältnis zwischen Knochenrinde und Markraum. Besonders in fraglichen Fällen ist Vergleichsmaterial sehr wichtig.

Bleibt die makro-morphognostische Diagnose unsicher, kann die Untersuchung durch morphologische oder metrische Histologie am unentkalkten Dünnschliffpräparat ergänzt werden (Rämsch 1963, Schiwy-Bochat 1993): Menschliche Knochenreste zeigen eine zufällige Verteilung rundlicher, angedeutet polygonaler, nahezu gleichgroßer Osteone und Havers`scher Kanäle, während zahlreiche Haustierarten oft eine plexiforme, gelegentlich lineare Anordnung unterschiedlich großer Osteone aufweisen (Cattaneo et al. 1999).

Darüber hinaus können immunologische Trennverfahren zur Speziesindentifikation verwendet werden (Beumer 1914). Eine DNA-Analyse kann ebenfalls zur Speziesdifferenzierung beitragen, wobei die mitochondriale DNA die besten Voraussetzungen bietet (Parson et al. 2000, Balitzki-Korte et al. 2005 a und b). Stark fragmentierte Knochen können die in ihnen enthaltene DNA schlechter gegen UV-Strahlung, Bakterien, Säuren oder andere schädigende Einflüsse schützen. Eine erfolgreiche DNA-Analyse ist trotz immer weiter verbesserten technischen Möglichkeiten nicht immer gewährleistet.

Die Etablierung von Untersuchungsstandards zum Ein- oder Ausschluss der Humanspezifität mit sinnvoller und ökonomischer Kombination der beschriebenen Methoden und Weiterentwicklung derselben bei gleichzeitig maximaler Diagnosesicherheit ist die zu lösende Aufgabe.

1.3.2 Liegezeit

„Liegezeit" meint den zeitlichen Abstand von der Beerdigung bis zur Untersuchung der menschlichen Überreste. In der Literatur wird synonym das postmortale Intervall (Abk.: PMI) verwendet, das genau genommen den Zeitabstand vom Todeseintritt bis zur Untersuchung definiert. Die Bestimmung des PMI stellt eines der schwierigsten Probleme in der forensischen Osteologie dar (Hunger 1978, Földes et al. 1980, Bass 1984, Penning und Riepert 2003). Immer wieder wurde auf die notwendige „Erfahrung" des Untersuchers hingewiesen (Bonte et al. 1976, Jachau und Krause 2002). In den USA seien Anfragen bzgl. des PMI bei forensischen Anthropologen ständig zunehmend (Nafte 2002).

In vielen Fällen geben Fundumstände, -situation, -ort oder Beifunde Hinweise auf die Liegezeit oder sprechen für einen historischen Fund (Berg et al. 1981). Mit Hilfe des Wurzelwachstums bzw. dessen Usuren an der Knochenoberfläche (Haglund 2003) oder einer Pollenanalyse (Szibor et al. 1998) können ebenfalls Aussagen bzgl. des PMI getroffen werden.

In den forensischen Wissenschaften ist man schon lange bemüht, geeignete Untersuchungsmethoden für eine zuverlässige Bestimmung des PMI an Knochenfunden zu entwickeln. An erster Stelle stehen die morphologischen Untersuchungen, die makroskopisch und mikroskopisch mit verschiedenen Färbungen (Berg und Specht 1958a) sowie rasterelektronenmikroskopisch (Bell 1996) erfolgen können. Es existieren zusätzlich physikalische, chemische bzw. apparativ aufwendigere Methoden (Berg und Protsch von Zieten 1998) z.B. Ultraschalluntersuchungen (Berg und Specht 1958b), Bestimmung des Aminosäurespektrums (Armstrong und Tarlo 1966, Bonte et al. 1976), atomabsorptionsspektrometrische Untersuchung des Gehalts an anorganischen Substanzen (Földes et al. 1980), komplexe Bestimmungen von Ionen, Lipiden und Proteinen (Castellano et al. 1984) oder Untersuchungen des Stickstoffgehalts (Jarvis 1997).

Die morphologischen und apparativen Methoden erfassen Veränderungen am Knochengewebe, die im Rahmen der Dekomposition entstehen. Diese ist neben der reinen Liegezeit und den morphologischen Voraussetzungen des verstorbenen Individuums von zahlreichen komplexen Faktoren abhängig, die im Einzelfall auch aufgrund gegenseitiger Beeinflussung schwer abzuschätzen sind (Haglund und Sorg 1997). Die meisten Faktoren sind im Begriff „Liegemilieu" zusammenzufassen. Das Liegemilieu ergibt sich hauptsächlich aus der Bodenbeschaffenheit (Hunger 1967 und 1978, Kunter 1988, Herrmann et al. 1990). Sehr detaillierte Ausführungen zu dem Einfluss des Bodens auf die Dekomposition sind bei Hunger (1967) zu finden. Einen groben Überblick über verschiedene Bodenarten und den resultierenden Veränderungen am Knochen gibt Kunter (1988).

Weitere Einflussgrößen auf die Dekomposition sind neben der Bodenbeschaffenheit in der frühen Phase z.B. Sargmaterial und Jahreszeit. Auf lange Sicht werden Faktoren wie Beerdigungstiefe sowie (jahreszeitlich schwankende) Bodenfeuchtigkeit und Bodenerwärmung relevant (Hunger 1967, Kunter 1988, Sledzik 1998). So können z.B. zwei Skelette, die dasselbe PMI aufweisen und auf demselben Friedhof offenbar bei identischer Bodenbeschaffenheit lagerten qualitativ und quantitativ unterschiedliche Dekompositionserscheinungen zeigen (Berg 1962, Berg et al. 1981, Kunter 1988).

Aufgrund der hohen Variabilität des Liegemilieus und den kaum abschätzbaren Einflüssen auf die Dekomposition wäre es das Ziel, eine absolute, d.h. nur vom PMI abhängige Untersuchungsmethode zu etablieren. Methodische Ansätze, die grundsätzlich diesen Anspruch erfüllen könnten, basieren auf der Messung von Radionukliden. Die bisherigen Methoden sind jedoch aufwendig, teuer und materialverbrauchend. Die etablierteste Technik ist die Radiocarbon (^{14}C)-Bestimmung (Münnich 1960). Bei einer Halbwertszeit des ^{14}C von 5730 Jahren ist diese Methode jedoch für Knochenfunde mit einem PMI von bis zu ca. 100 Jahren zu ungenau (Taylor et al. 1989). Für rezentes Untersuchungsmaterial existieren interessante Forschungsansätze mit der Bestimmung von Strontium-90 (Neis et al 1999) und Plutonium (Swift et al. 2001).

Insgesamt lässt sich feststellen, dass bislang keine Untersuchungsmethode existiert, mit der das PMI an Knochen- oder Skelettfunden bei forensischen Fragestellungen hinreichend sicher zu bestimmen ist. In der rechtsmedizinischen Praxis kann die Frage nach dem PMI in den meisten Fällen zunächst darauf beschränkt werden, ob eine forensisch relevante Liegezeit auszuschließen ist. Selbst für diese „einfachere" Frage existieren keine gesicherten Daten oder Kriterien. Die geforderte „Erfahrung" kann ein Untersucher nur erweben, wenn er ein positives Feedback zu seiner Einschätzung erhält. Oft wird dieser Begriff einfach gleichgesetzt mit einer großen Anzahl an Untersuchungen. Es fehlen objektiv nachvollziehbare diagnostische Kriterien.

1.3.3 Verletzungsspuren

Verletzungsspuren an Knochenfunden können die entscheidende Bedeutung für die Beantwortung der Frage nach der Todesursache erlangen. Insbesondere verheilte Verletzungen liefern oftmals Hinweise auf die Identität. Die beiden Aspekte der Entstehungszeit und der Entstehungsart sind parallel zu bearbeiten.

An erster Stelle der Untersuchungsmethoden zur Zuordnung von Verletzungsspuren steht die makroskopische Befunderhebung. Diese kann ergänzt werden durch Lupenvergrößerung, Mikroskopie und Rasterelektronenmikroskopie (Houck 1998).

In der forensischen Medizin werden für die Entstehungszeit von Verletzungen die Begriffe „vital" und „postmortal" verwendet (Berg 1975, Henssge et al. 2004). Die entscheidende Frage ist, ob eine Verletzung todesursächliche Bedeutung hatte bzw. letal war. Vitalitätszeichen bei knöchernen Verletzungen würden für einen deutlich vor dem Todeseintritt liegenden Zeitpunkt sprechen. In der forensischen Osteologie hat es sich als zweckmäßiger erwiesen, die Begriffe praemortal, perimortal und postmortal zu verwenden (Kreutz und Verhoff 2002, Verhoff und Kreutz 2003).

Ein lebendfrischer Knochen hat andere dynamische und statische Eigenschaften als ein schon in Dekomposition befindlicher Knochen, insbesondere nach Erdlagerung. Der Oberflächenzustand des Knochens ist entscheidend für die Befundung des Ausmaßes und der Genese des Defektes (Hunger und Leopold 1978). Die möglichen diagnostischen Kriterien zur Differenzierung der Entstehungszeiten sind in der Literatur meist ungenau und für die Praxis schlecht anwendbar dargestellt (Sauer 1997).

Bezüglich der Entstehungsart wird nach scharfer, halbscharfer und stumpfer Gewalt und Spieß- oder Schussverletzungen unterschieden (Herrmann et. al 1990, Ponsold 1967, Mueller 1975). Bei Straftaten ist es von Bedeutung, möglichst viele Informationen über die Verletzungsmechanismen und die verwendeten Waffen zu erhalten. Dabei kann die ermittelte Waffe bzw. das Werkzeug auch gegen einen rezenten Knochenfund sprechen (Berg et al. 1981). Die forensisch-osteologische Literatur geht bei der Deskription unsystematisch von der Waffe selbst aus. Die in der rechtsmedizinischen Literatur zu findende Systematik ist uneinheitlich und nicht ohne weiteres auf knöcherne Überreste anwendbar.

1.3.4 Geschlecht, Körperhöhe und Lebensalter

1.3.4.1 Geschlecht

Die morphologische Geschlechtsbestimmung am Skelett erfolgt durch die morphognostische oder morphometrische Beurteilung sexualdimorpher skelettaler Merkmale (Krogman und İşcan 1986). Insbesondere das Becken und der Schädel sind Träger dieser Sexualdimorphismen. So gelten am Becken, wie bei allen anderen Skelettteilen auch, die allgemeine Größe und die Robustizität der Muskelansatzregionen als geschlechtsdimorphe Merkmale, wobei männliche Merkmalsträger im Allgemeinen als größer, schwerer, unregelmäßiger beschrieben werden. Einzelmerkmale sind am Becken u.a. die Größe des subpubischen Winkels (w = stumpf, m = spitz), die Form des Beckeneingangskontur (w = elliptisch, m = herzförmig) und des Foramen obturatum (w = dreieckig, m = ovoid). Am Schädel sind beispielhaft die Glabella (w = fehlend, m = sehr prominent), der Processus mastoideus (w = klein, m = sehr voluminös) oder das Relief des Planum nuchale (w = flach-glatt, m = sehr rau, mit hohen Muskelansatzleisten) zu beurteilen. Die

Merkmale werden für die morphognostische Beurteilung hinsichtlich ihres Ausprägungsgrades in eine Skala eingeordnet, die von einem hyperfemininen über einen femininen, indifferenten, maskulinen bis zu einem hypermaskulinen Ausprägungsgrad reicht. Die Gesamtschau aller beurteilter Merkmale führt zur Diagnose weiblich, männlich – oder indifferent (Acsády und Nemeskéri 1970).

Um dem Vorwurf der Subjektivität und Nicht-Wissenschaftlichkeit morphologischer Methoden zu begegnen, wurden die morphometrischen Methoden entwickelt (Stewart 1954). Für die Geschlechtsdiagnose hat sich vor allem die Diskriminanzanalyse durchgesetzt (Howells 1964, Strádalová 1975, Giles und Elliot 1963, Henke 1971). Dazu werden in Stichproben vermeintlich geschlechtsdimorphe Längen- und Distanzmaße erhoben und mit deren Hilfe Diskriminanzfunktionen entwickelt, die es erlauben, für die gesuchte Person die Geschlechtszugehörigkeit festzustellen. Ein weiterer Weg, die Merkmalsbeurteilung zu objektivieren, ist die Quantifizierung bewährter morphognostischer Merkmale. Mit unterschiedlichsten Methoden wurde bislang an morphologischen Geschlechtsmerkmalen des Schädels versucht, Beschreibungen, wie z.B. eine eher runde oder eher eckige Orbita (Schleyer et al. 1971), einen eher scharfen oder eher runden Orbitarand (Graw et al. 1999), einen eher voluminösen oder eher kleinen Processus mastoideus (Schmitt und Saternus 1970, Schiwy-Bochat et al. 1998), metrisch auszudrücken oder zumindest mittels standardisierter Techniken zu erfassen.

Sowohl bei morphognostisch als auch morphometrisch erfassten Merkmalen können unterschiedlich große Überlappungsbereiche der Ausprägungsgrade beobachtet werden, in denen eine für forensische Belange ausreichende Sicherheit der Geschlechtsbestimmung nicht gewährleistet ist. Dies gilt insbesondere für Skelette von Kindern, da viele Geschlechtsmerkmale erst nach der Pubertät voll entwickelt sind. Insgesamt wird bei Verwendung der etablierten morphologischen Methoden, nicht zuletzt aufgrund säkularer Trends, Bedeutung der Populationszugehörigkeit sowie Unvollständigkeit des Skeletts eine korrekte Geschlechtszuordnung in ca. 85-90 % der Fälle erreicht.

1.3.4.2 Körperhöhe

Zur Schätzung der Körperhöhe wird die Tatsache genutzt, dass die langen Extremitätenknochen in einem linearen Verhältnis zur Gesamtkörperlänge stehen. Basierend auf dem mathematischen Modell der linearen Regression existieren zahlreiche Formeln, die durch Bestimmung überwiegend von Längenmaßen vollständiger oder fragmentierter Röhrenknochen eine Rekonstruktion der Körperhöhe ermöglichen. Verschiedene Autoren betonen, dass bei der Wahl der Regressionsgleichung nicht nur die säkulare Akzeleration zu beachten ist, sondern auch die Tatsache, dass derartige Formeln einen starken Populations- und Geschlechtsbezug aufweisen, so dass sich grundsätzlich ihre Anwendungen auf Bevölkerungen und Skelettkollektive beschränkt, an denen die Regressionsformeln entwickelt wurden (Rösing 1988, Gehring und Graw 2001). Da es sich bei diesen Berechnungen um Schätzungen handelt, wird empfohlen, die Fehlerspanne bzw. ein statistisches Vertrauensintervall (bei Kombinationsmethoden bis zu wenige cm) anzugeben.

Die Untersuchungen, auf denen die gängigen Berechungsformeln basieren sind teilweise bereits Jahrzehnte alt. Auch die Datengewinnung, z.B. durch Auswertung von Röntgenaufnahmen von Rekruten ist mit deutlichen Artefakten behaftet (Breitinger 1937, Olivier et al. 1978, Pearson 1899, Trotter and Gleser 1952).

Weiterhin ist auch davon auszugehen, dass das Lebensalter einen Einfluss bei der Berechnung der Körpergröße aus den Langknochenmaßen haben müsste. Diesem wurde aber in den Arbeiten, auf denen die wesentlichen heute angewandten Formeln beruhen, keine Rechnung getragen. Lediglich Penning (1996) hat das Lebensalter bei seinen während Obduktionen durchgeführten Messungen berücksichtigt, jedoch bei insgesamt geringer Fallzahl.

1.3.4.3 Lebensalter

Für die Altersbestimmung eines unbekannten Toten finden sich zahlreiche empirische Untersuchungen in der Anthropologie und Rechtsmedizin. Auf deren Grundlage wird versucht, das Phänomen der menschlichen Alterung und die konsekutive Spurensetzung am Skelett zu entschlüsseln. Individuelle Alterung, Lebensform und Lebensumstände am jeweiligen Lebensort müssen dabei beachtet werden. Mit Hilfe nicht-invasiver (Makroskopie, Zahnstatus, Gesamterscheinungsbild, Röntgen) und invasiver (chemische und histologische (Kerley 1965) Analyse am Zahn oder Kompakta der Langknochen) Maßnahmen wird das Alter des Heranwachsenden und Erwachsenen bestimmt bzw. geschätzt.

Anhaltspunkte für das Individualalter am Skelett (Baccino et al. 1999, Kemkes-Grottentaler 2002) liefern z.B. der Zustand der Epiphysenfugen (Brothwell 1972, Wolf-Heidegger 1954 u.a.), Zahnstatus (Moores et al. 1963, Ubelaker 1989a und b), Wurzeltransparenz, Durchbruch (Ferembach et al. 1979) bzw. Abrasion (Solheim 1993) und intravitaler Zahnverlust, Oberflächenrelief der Symphyse (Todd 1921, Brooks und Suchey 1990), Nahtobliteration des Schädels (Vallois 1937, modifiziert nach Rösing 1977) ectocranial und endocranial (Olivier 1960), beides, endo- und ektocranial evaluiert nach Perizonius (1984) und degenerative Prozesse am Bewegungsapparat (Schultz 1988).

Die zur Verfügung stehenden Methoden führen zu einer Schätzung des biologischen, jedoch nicht einer genauen Bestimmung des chronologischen Alters. Mit der Bestimmung des Razemisierungsgrades der Asparaginsäure (Ritz-Timme et al. 2000) und der Zählung der Zahnzementzuwachsringe sind Ansätze gefunden worden, das chronologische Alter eines Individuums zu bestimmen (Rösing et al 2005). Zurzeit gilt, dass alle bekannten Methoden in ihrer Kombination wichtige Hinweise auf das Lebensalter geben. Schätzungen mit einer Genauigkeit von +/- 5 Jahren sind erreichbar, im jüngeren Lebensalter noch etwas genauer. Bei der Synopse sind mögliche pathologische Prozesse besonders kritisch zu beurteilen.

1.3.4.4 Populationsspezifische Daten

Die Geschlechtsdiskriminierung sowie die Schätzung von Körperhöhe oder Lebensalter aus morphologischen oder morphometrischen Parametern sind abhängig von den zugrunde liegenden Vergleichsdaten. Daher beschränkt sich ihre Anwendung grundsätzlich auf Bevölkerungen und Skelettkollektive, an denen Merkmale erhoben bzw. die Regressionsformeln entwickelt wurden (Rösing 1988, Ubelaker und Volk 2002).

Aufgrund der säkularen Akzeleration und der immer stärker werdenden globalen Mobilität bzw. Migration ergeben sich deutliche Verschiebungen. Umfangreiche morphologische und morphometrische Untersuchungen an Skeletten aus aktuellen Populationen mit genauer Kenntnis von Geschlecht, Lebensalter und Körpergröße sind notwendig. Eine ausreichende Rekrutierung von Probanden wäre allenfalls aus Verstorbenen in der Anatomie oder anlässlich der Sektion in der Pathologie oder Rechtsmedizin möglich. Die notwendige Präparation und Mazeration des Skeletts wäre sowohl ethisch als auch gesetzlich nur mit einer Einverständniserklärung durchführbar, für die es kaum ausreichende Zustimmung gäbe.

Ähnliche Überlegungen führten bereits in den 80er-Jahren in den USA zur Entwicklung der „Forensic Data Bank", welche rezente Daten von (geklärten) forensisch-osteologischen Fällen enthält und kontinuierlich erweitert wird (Moore-Jansen et al. 1994). Sie fungiert als Referenzdatenbank für die Analyse-Software „Fordisc" (Jantz und Ousley 1993). So werden in mühevoller „Kleinarbeit" Daten gesammelt, die im Lauf der Jahre für Teilaspekte aussagekräftige Berechnungsgrundlagen bieten. Die Software ermöglicht für jeden zu bearbeitenden Fall eine individuelle Statistik der Merkmale, die in diesem Fall zu erheben waren. Das Problem der Datenbank ist jedoch, dass die ersten aufgenommen Fälle über 25 Jahre alt sind und ihr Wert als rezente Datengrundlage zunehmend schwindet.

Es fehlen ausreichende und immer wiederkehrende Untersuchungsmöglichkeiten an bestenfalls vollständigen Skeletten von möglichst kurz verstorbenen Menschen mit vorliegenden Identitätsmerkmalen.

1.3.5 Zuständigkeiten und Arbeitsabläufe

Die forensische Osteologie gehört in Deutschland, sogar in Anbetracht der Kataloge für die Facharztweiterbildung, in den Kernbereich der Rechtsmedizin: die Morphologie. Einige wenige Anthropologen sind in Deutschland forensisch-osteologisch tätig. Der Großteil der entsprechenden Gutachten wird in der Rechtsmedizin erstellt, wobei hier auch einzelne Anthropologen beschäftigt sind.

Nicht jede Universität in Deutschland mit einer medizinischen Fakultät beinhaltet ein Institut für Rechtsmedizin. Noch seltener sind Anthropologische Institute geworden. In Gebieten, in denen weder Rechtsmediziner noch Anthropologen ohne weiteres zu erreichen sind, werden bei Knochenfunden nicht selten niedergelassene Ärzte, meistens Hausärzte, von der Polizei befragt. Hierbei wird die häufigste Frage die nach der Humanspezifität sein. Auch zu Liegezeiteinschätzungen äußern sich Allgemeinmediziner immer wieder. Deshalb ist es wichtig, alle Ärzte für das Thema „forensische Osteologie" zu sensibilisieren. Es sollten die mögliche Relevanz der Aussagen und die Grenzen der eigenen Möglichkeiten aufgezeigt werden, weiterhin ein Überblick des aktuellen wissenschaftlichen Standes gegeben werden.

Rechtsmediziner beschäftigen sich meistens mit im anatomischen Verbund befindlichen Leichen – die isolierten Knochen sind vielen fremd. Beim Bergen von Skeletten liegt meist nur eine geringe Sachkenntnis vor. Anthropologen haben bereits im Studium Grabungskurse u. a. belegt jedoch überwiegend keinen Kontakt zu „frischen" Leichen. Anthropologen sind oft gut in den krankhaften Veränderungen des Skeletts ausgebildet aber häufig unzureichend in der Traumatologie.

Sowohl Medizinern als auch Biologen/Anthropologen sollte bereits im Studium ein Zugang zu Fragen der forensischen Anthropologie und Osteologie ermöglicht werden. Für die in der Facharztweiterbildung für Rechtsmedizin Befindlichen müssten die speziellen Arbeitsabläufe der forensischen Osteologie im Sinne eines Leitfadens dargelegt werden.

1.3.6 Abgrenzung der forensischen Osteologie gegen Leichenschau, Obduktion und Obduktion nach Exhumierung

1.3.6.1 Leichenbegriff

Für ein staatsanwaltschaftliches Todesermittlungsverfahren gilt in Deutschland die Strafprozessordnung (StPO). In den die Todesermittlung betreffenden Paragraphen (§§ 87-91 sowie § 159) wird konsequent der Leichenbegriff gewählt: So ist in § 87 Abs. I StPO ausdrücklich die „Leichenschau" und in Abs. II die „Leichenöffnung" benannt. In den Absätzen III und IV des § 87 werden Ausgrabung und Öffnung einer „beerdigten Leiche" geregelt. Auch in den §§ 88 („Identifizierung des Toten") und 89 („Umfang der Leichenöffnung") wird jeweils explizit das Wort „Leichenöffnung" verwendet. § 90 („Kinderleichen") behandelt die „Öffnung der Leiche eines neugeborenen Kindes und § 91 („Vergiftung") die „Untersuchung der in der Leiche oder sonst gefundenen verdächtigen Stoffe" beim „Verdacht einer Vergiftung". § 159 regelt die Anzeigepflicht der Polizei an die Staatsanwaltschaft in sog. Leichensachen bei nicht-natürlichem Tod oder unbekannten Leichen.

Leichenschau und Leichenöffnung sind ärztliche Aufgaben. Bei der Gerichtlichen Leichenöffnung müssen lt. § 87 StPO zwei Ärzte anwesend sein. Forensisch-osteologische Untersuchungen sind nicht ausdrücklich erwähnt. Sie sind keine obligat ärztliche Tätigkeit und können in der Praxis auch von einem (einzelnen) Anthropologen durchgeführt werden. Doch die entscheidende Frage ist, wie sich die „Leiche" von einem „Skelett" oder einzelnen Knochen abgrenzt. In diesem Zusammenhang ist es auch unklar, wie Teilskelettierungen, postmortale Leichenzerstückelung oder die Folgen von Tierfraß zu bewerten sind.

Die Unsicherheit in der Definition des „Leichenbegriffs" hat in der Praxis bei Zuständigkeiten und der Auswahl des Procederes schon mehrfach zu Schwierigkeiten geführt.

1.3.6.2 Exhumierungen

Exhumierungen werden immer dann notwendig, wenn es zu Lebzeiten versäumt wurde, die Todesursache oder Todesumstände hinreichend sicher festzustellen. Zu einer Exhumierung kann es im Rahmen eines staatsanwaltschaftlichen Todesermittlungsverfahrens mit anschließender Gerichtlicher Leichenöffnung oder im Auftrag eines Versicherers (meist Berufsgenossenschaften) mit anschließender versicherungsmedizinischer Sektion kommen (Duff und Johnson 1974).

Grundsätzlich gilt, dass mit zunehmender Liegedauer, allerdings in Abhängigkeit des Liegemilieus, die Befunderhebung immer schwieriger wird. Doch in einem konkreten Fall möchte man gerne wissen, welche Befunde nach dem vorliegenden PMI überhaupt noch zu erwarten sind und ob eine reale Chance besteht, die Fragestellung zu beantworten. Beispielsweise wären an einem vollständig skelettierten Leichnam die Folgen einer Bauchoperation sicher nicht mehr zu beurteilen. Es gilt abzuwägen, ob sich der

Aufwand der Exhumierung mit den dabei entstehenden Kosten (Banaschak et al. 1998) und der psychischen Belastung für die Angehörigen lohnt (Grellner und Glenewinkel 1997).

Deshalb ist es wichtig, die Erfahrungen und konkreten Ergebnisse von Exhumierungen zu sammeln und in tabellarischer Form zugänglich zu machen (Karger et al. 2004). Einige Autoren haben einen sog. Erwartungskatalog begonnen, der bestimmte Diagnosen und das maximale PMI darstellt, nach dem die Diagnose noch gesichert werden konnte (Althoff 1974, Naeve und Bandmann 1981, Grellner und Glenewinkel 1997, Seibel et al. 1997). Eine Erweiterung dieser Erfahrungen durch Analyse aller verfügbaren Fälle ist notwendig.

1.3.7 Interdisziplinäre Kooperation

Für die forensische Osteologie hat die Erfahrung genauso wie für andere forensische Wissenschaften gezeigt, dass sowohl in der Fallarbeit als auch in der Bearbeitung wissenschaftlicher Fragestellungen die besten Ergebnisse erzielt werden, wenn ein interdisziplinäres Team mit unterschiedlichen, sich möglichst ergänzenden Fähigkeiten zusammenarbeitet. Das Team kann je nach Fragestellung u.a. beispielsweise aus Vertretern folgender Fachrichtungen bestehen: Rechtsmedizin, Anthropologie, Zahnmedizin, (Human-) Pathologie, Veterinärpathologie, Veterinäranatomie, Archäologie, Geologie, Entomologie, Kriminalistik.

Finanzielle Einschränkungen aber auch Selbstüberschätzung sind Aspekte, die u.a. das „Einzelkämpfertum", auch in der forensischen Osteologie fördern. Dagegen sollten Gedankenaustausch und interdisziplinäre Kooperation stehen.

Ein experimenteller Ansatz zur Untersuchung der Auswirkungen der interdisziplinären Kooperation, insbesondere der konkreten Zusammensetzung eines Teams wäre wünschenswert.

2 Eigene Arbeiten

Ziel der eigenen Untersuchungen war es, Antworten auf die unter Punkt 1.3 aufgeworfenen Fragen zu finden und bestehende „Lücken“ zu füllen:

Zum Thema der **Humanspezifität** von Knochenfunden sollte unter Ausschöpfung aller bislang bekannten diagnostischen Möglichkeiten und Einbeziehung verschiedener Einrichtungen der Justus-Liebig-Universität Gießen ein integratives Instrument für die Fallarbeit aufgebaut werden. Die in der Literatur bekannten Methoden sollten modifiziert und weiterentwickelt werden.

Die **Liegezeitbestimmung** wurde auf die Frage des Ein- oder Ausschlusses einer forensisch relevanten (Erd-)Liegezeit reduziert. Hierfür waren eindeutige und objektiv nachvollziehbare diagnostische Kriterien herauszuarbeiten.

Für die Analyse von **Verletzungsspuren** an Knochenfunden war anhand von Skeletten und Knochen mit bekannter Vorgeschichte eine klare und praktisch anwendbare Systematik zur Analyse der Entstehungszeit (prä-, peri- oder postmortal) und des Entstehungsmechanismus bis hin zur Rückführung auf das Tatwerkzeug zu entwickeln.

Eine neue Möglichkeit zur Gewinnung rezenter osteometrischer und morphologischer Daten für die Bestimmung bzw. Schätzung von **Geschlecht, Körperhöhe und Lebensalter** sollte in einer Kooperation mit dem „Virtopsy-Projekt“ geprüft werden.

Zur Darlegung von **Zuständigkeiten und Arbeitsabläufen** in der forensischen Osteologie waren Publikationen für die unterschiedlichen involvierten Zielgruppen zu verfassen: Rechtsmediziner, Ärzte allgemein und Studenten der Medizin sowie der Biologie/Anthropologie.

Klarheit in der Definition des **Leichenbegriffs** und den Auswirkungen auf die forensische Osteologie sollte durch Auswertung und Vergleich der jeweiligen Gesetzestexte auf Landes- und Bundesebene sowie einschlägiger Literatur geschaffen werden.

Eine erhebliche Erweiterung der bisherigen Erfahrungen über Befunde, die bei Obduktionen nach **Exhumierungen** nach verschiedenen Liegezeiten erhoben werden können, sollte die retrospektive Auswertung der Unterlagen und histologischen Präparate des Instituts für Pathologie der BG-Kliniken Bergmannsheil in Bochum ermöglichen.

Die Relevanz der **interdisziplinären Kooperation** in der forensischen Osteologie und den forensischen Wissenschaften allgemein sollte mittels eines Experiments überprüft werden. Unterschiedliche Gruppen, aus forensischen Wissenschaftlern möglichst unterschiedlicher Fachgebiete zufällig zusammengesetzt, sollten denselben fiktiven Fall mit forensisch-osteologischem Schwerpunkt bearbeiten.

2.1 Humanspezifität

In Zusammenarbeit mit dem Anthropologischen Institut der Universität Gießen wurde die Möglichkeit umfangreicher Vergleichsuntersuchungen mit den dort vorhandenen Skelettsammlungen eröffnet (Abb. 1). Hierdurch konnte der erheblichen interindividuellen Variabilität der menschlichen Knochen im direkten Vergleich Rechnung getragen werden. Weiterhin wurden am Anthropologischen Institut Knochenschliffe (Abb. 2) für die mikroskopische Analyse hergestellt. Beide Untersuchungsmethoden fanden in zahlreichen Fällen Anwendung.

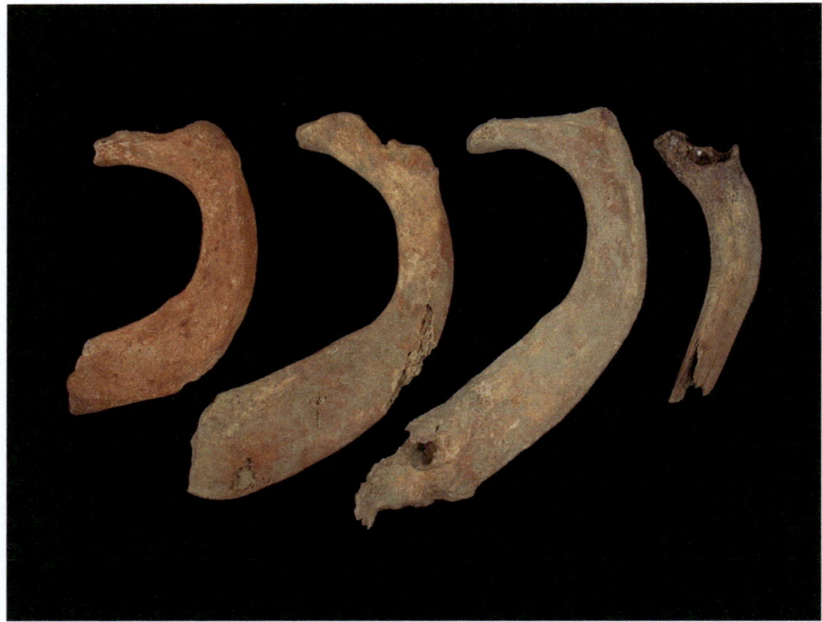

***Abb. 1**: Vergleich der fraglichen Rippe (rechts) mit drei ausgewählten linken ersten Rippen von männlichen Skeletten aus dem Mittelalter (Körpergröße jeweils auf etwa 172 cm geschätzt)(Verhoff et al. 2002b)*

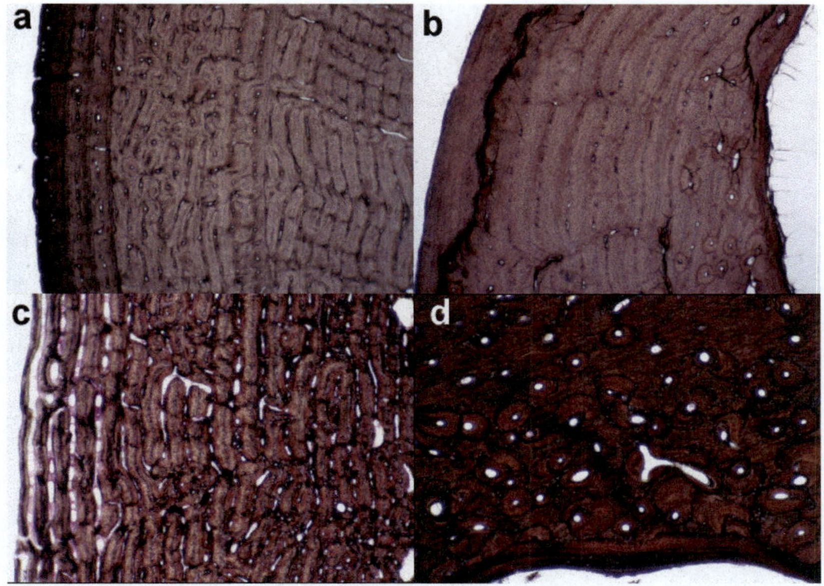

Abb. 2: *Schliffpräparat der Kompakta eines langen Röhrenknochens.* ***a*** *Schaf,* ***b*** *Hund,* ***c*** *Schwein,* ***d*** *Mensch. Jeweils unentkalkt, gefärbt nach Kossa, Objektivvergrößerung 4x (Verhoff et al. 2006a)*

Konnte die menschliche Herkunft nicht nachgewiesen werden, wurde versucht, den Knochen oder das Knochenfragment einem anderen Säugetier zuzuordnen. Hierfür wurden ebenfalls die histologischen Ergebnisse mit denen in der Literatur verglichen (Rämsch und Zerndt 1963, Schiwy-Bochat 1993). Weiterhin wurde die makroskopische Zuordnung mit Hilfe der Sammlungen des Veterinäranatomischen Instituts der Universität Gießen durchgeführt (Abb. 3) und ebenfalls eine Kooperation begründet.

Als ergänzende Untersuchung wurde im DNA-Labor des Instituts für Rechtsmedizin eine Methode zum Nachweis oder Ausschluss der Humanspezifität etabliert. Modifiziert nach Bataille et al. (1999) wurde diese Methode erstmals für eine Kotprobe eingesetzt (Verhoff et al. 2002a).

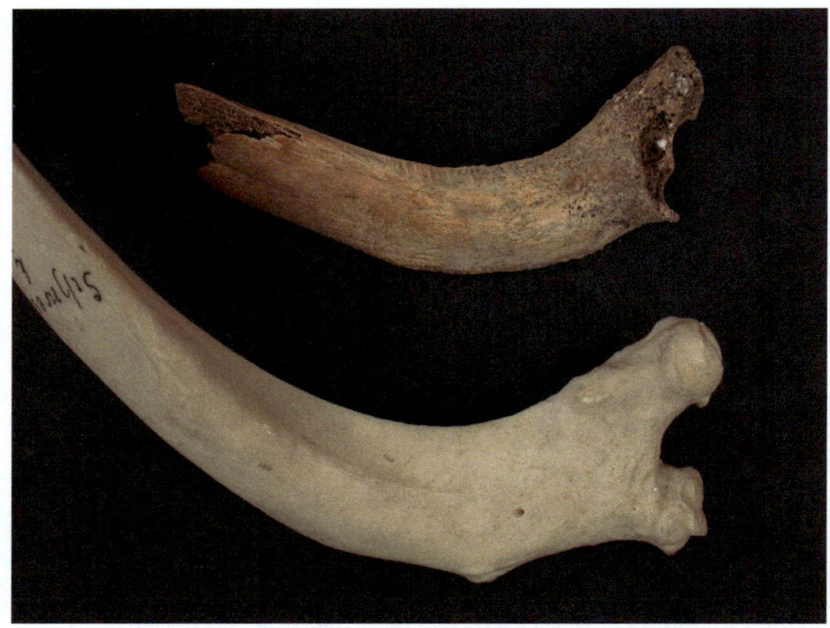

***Abb. 3**: Vergleich der fraglichen Rippe (s. Abb. 1) mit der linken dritten Rippe eines ausgewachsenen Hausschweins (Verhoff et al. 2002b)*

Der Test basiert auf einer Coamplifikation eines 259 bp großen Abschnitts der HV1-Region und eines 309 bp großen Abschnitts des Cytochrom-B-Gens, die beide auf der mitochondrialen DNA gelegen sind. Der Abschnitt der HV1-Region ist humanspezifisch, das Cytochrom-B-Gen ist bei allen Säugetieren (einschließlich des Menschen) vorhanden. Bei menschlicher DNA erhält man somit zwei Banden und bei nicht menschlicher DNA eine. Ist zu wenig DNA vorhanden, erhält man keine Bande.

Ein exemplarischer Fall, bei dem alle genannten Methoden zum Nachweis der Humanspezifität zum Einsatz kamen, wurde publiziert (Verhoff et al. 2002b).

2.2 *Liegezeit*

Von einer Methode zur Liegezeitbestimmung bzw. –schätzung wurde aufgrund der zahlreichen, nicht zu kalkulierenden Einflussgrößen auf die Dekomposition Abstand genommen. Stattdessen wurde der Fokus auf die Frage gerichtet, ob ein Knochenfund als „historisch" bezeichnet werden kann oder eine kürzere, für die Ermittlungsbehörden noch relevante Liegezeit („rezent") nicht ausgeschlossen werden kann. Eine Anwendung sollte für im Boden gelagerte Knochen, jedoch unabhängig vom Liegemilieu möglich sein. Im Freien gelagerte Knochen können sehr schnell zersetzt werden, so dass im Einzelfall bereits nach Wochen schwere Substanzverluste der Knochen möglich sind.

In der Praxis tritt beispielsweise häufig das Problem auf, dass knöcherne menschliche Überreste von (historischen) Friedhöfen befreit und dann zufällig aufgefunden werden. Ein Verfahren zum nachvollziehbaren und begründbaren Ausschluss des Vorliegens eines rezenten Knochens wäre damit ein enormer Gewinn für die forensisch-osteologische Diagnostik.

Ziel der Untersuchungen war es, eine für die Fallarbeit anwendbare Methode zum Nachweis oder Ausschluss einer forensisch relevanten Liegezeit zu entwickeln. Um breite Anwendung finden zu können sollte die Methodik so einfach wie möglich und mit wenig technischem Equipment durchführbar sein.

Als erster Schritt war zu definieren, in welchem Zeitraum ein PMI noch forensisch relevant ist. Dies hängt von der Art des Deliktes und den dazugehörigen Verjährungsfristen ab, die sich im internationalen Vergleich z.T. erheblich unterscheiden. Geht man von Delikten ohne Verjährungsfrist - z.B. Mord im deutschen Strafgesetzbuch - aus, wird es dennoch sehr unwahrscheinlich, einen Täter 50 Jahre oder später nach einem Kapitalverbrechen noch zur Rechenschaft zu ziehen. Diese Zeitspanne wurde auch von Byers (2002), Bonte et al. (1976) und Knight (1969) sowie Knight und Lauder (1969) als forensisch relevant vorgeschlagen.

Somit war die Frage, ob es Veränderungen an Knochenfunden gibt, die auch unter Extrembedingungen niemals bei einer Erdliegezeit von unter 50 Jahren auftreten. Die Detektion dieser Veränderungen könnte sowohl morphologisch (makroskopisch oder mikroskopisch) als auch mit technisch aufwendigeren Mitteln erfolgen. Um derartige „Ausschlusskriterien“ von Grund auf zu erarbeiten, wären umfangreiche Untersuchungen mit variierenden Liegezeiten und möglichst unterschiedlichen Liegemilieus notwendig gewesen. Andererseits war zu überprüfen, ob nicht in der Literatur bereits zahlreiche Befunddokumentationen von rezenten bis zu historischen Knochenfunden als systematische Untersuchungen oder als Kasuistiken existierten.

In einer Literaturrecherche sollten alle verfügbaren Originalarbeiten in Zeitschriften und Büchern gesammelt werden, die auf eigenen morphologisch-osteologischen Untersuchungen zu Dekompositionserscheinungen nach Erdlagerung beruhen und diese zumindest im Zusammenhang mit dem PMI darstellen. Bei der Auswertung sollten alle makromorphologischen Befunde herausgearbeitet werden, die bislang noch nicht für Erdliegezeiten unter 50 Jahren beschrieben wurden. Die ermittelten Befunde sollten an Untersuchungsmaterial der Rechtsmedizinischen Institute in Gießen und Kiel sowie des Anthropologischen Instituts in Gießen nachvollzogen und veranschaulicht werden.

Die Literatursuche erfolgte über das Medline-Suchsystem und über die Literaturangaben in den gängigen deutschen und amerikanischen (Lehr-) Büchern. Weiterhin wurden systematisch die Jahresregister der nicht Medline-gelisteten Jahrgänge folgender Zeitschriften – wenn nicht anders aufgeführt ab dem ersten Band – überprüft, die sich im Bestand des Instituts für Rechtsmedizin am Universitätsklinikum Gießen und des Anthropologischen Instituts der Universität Gießen befanden: Archiv für Kriminologie, Beiträge zur gerichtlichen Medizin, Deutsche Zeitschrift für die gesamte Gerichtliche Medizin, Rechtsmedizin, Vierteljahresschrift für Gerichtliche Medizin (ab Bd. 12), Zeitschrift für Rechtsmedizin, Zentralblatt Rechtsmedizin, American Journal of Physical Anthropology, Anthropologie, Anthropologischer Anzeiger, Current Anthropology, Der Präparator (ab Bd. 15), Human Biology (ab Bd. 28), Man, Zeitschrift für Morphologie und Anthropologie. In die Auswertung einbezogen wurden nur Originalarbeiten, die sich auf eigene makroskopische Untersuchungen an Knochen oder Skeletten nach Bodenlagerung mit bekanntem PMI begründen und die Befunde einzeln darstellen.

Bei der Auswertung wurden alle unterschiedlichen Befunde der einbezogenen Publikationen gesammelt und für jeden Befund das in allen Literaturstellen erwähnte früheste Auftreten bzw. das früheste Verschwinden, d.h. das kürzeste PMI, ungeachtet der beschriebenen Bodenqualität, herausgearbeitet. Im Anschluss wurden alle Befunde bzw. Negativbefunde herausgestellt, die in keiner der Arbeiten bei einem PMI von unter 50 Jahren erwähnt wurden. Die Ergebnisse sind bei Verhoff et al (2004) mitgeteilt.

Verglichen wurden die Ergebnisse mit Knochen bekannter Liegezeit aus den Giessener Instituten für Rechtsmedizin und Anthropologie sowie den Rechtsmedizinischen Instituten in Kiel und Bari (Italien). Hiernach mussten einige der erarbeiten Befunde ausgeschlossen werden, da sie auch bei Liegezeiten von unter 50 Jahren beobachtet werden konnten. Andere Befunde waren kaum zu objektivieren. Als Resultat wurde das nachfolgende Beurteilungsschema (Tab. 1) zum Ausschluss einer forensisch relevanten Erd-Liegezeit, unabhängig vom Liegemilieu vorgeschlagen (Verhoff et al. 2004, Verhoff und Kreutz 2005b).

Äußerer Aspekt
▪ Makroskopisch keine Fettwachsspuren mehr ▪ Tiefe Usuren der äußeren Compactaschichten (Abb. 4) ▪ flächenhafte Defekte der Knochenoberfläche (Abb. 6) ▪ Intensiv schwarz-brauner Rasen von Mikroorganismen (Abb. 8) ▪ Auffasern der äußeren Lamellensysteme ▪ Abhebung der Corticalis (Abb. 5) ▪ Torsionen des Gewebes (Abb. 7) ▪ Aufsitzendes Brushit (Abb. 9) ▪ Knochen mit der Hand zu zerbrechen
An der frischen Sägefläche
▪ Fehlen von Fettwachsspuren (vgl. Abb. 10a) ▪ Brushit im Markraum ▪ Reduzierte oder aufgehobene UV-Fluoreszenz (Abb. 10)

***Tab. 1**: Befundschema zu Ausschluss einer forensisch relevanten Erdliegezeit (Verhoff et al. 2004)*

Sollten ein oder mehrere dieser Befunde bei einem Knochenfund bei gleichzeitig fehlenden Hinweisen auf eine Lagerung im Freien (Grünalgen, Bemoosung) (Abb.11 und 12) erhoben werden können, ist die gutachterliche Aussage zulässig, dass nach den bisher in der Literatur beschriebenen Ergebnissen unter der Voraussetzung einer Erdlagerung eine Liegezeit von weniger als 50 Jahren ausgeschlossen werden kann. Je mehr dieser Befunde bei einem Fund zu dokumentieren sind, desto sicherer dürfte die Aussage sein. Allerdings muss berücksichtigt werden, dass bestimmte Befunde gar nicht gemeinsam auftreten können, weil sie sich im Verlauf der Dekomposition gegenseitig ablösen oder bei gegensätzlichen Liegemilieus entstehen.

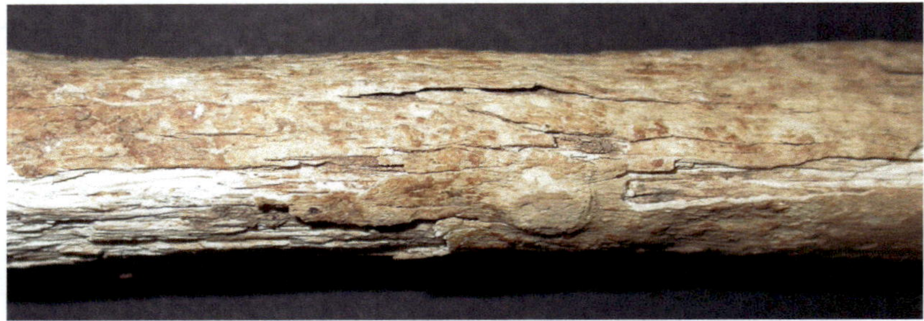

***Abb. 4**: Schaft eines rechten Humerus (Oberarmknochen). Knochenoberfläche mit tiefen Rissbildungen (Usuren) und Abblätterungen. Mittelalterlicher Fund (Verhoff et al. 2004)*

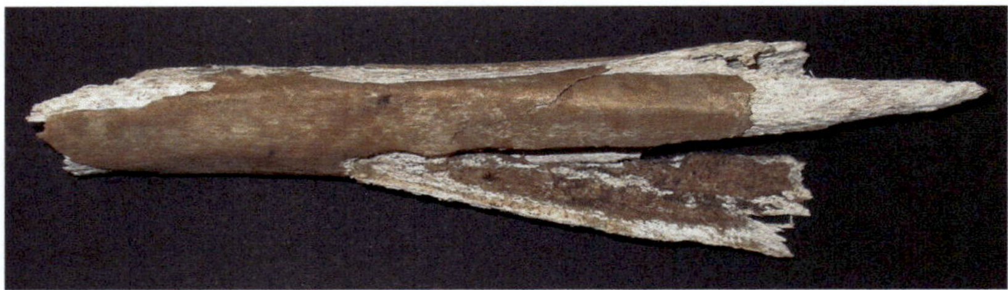

***Abb. 5**: Langknochenfragment, linke Tibia (Schienbein), Auffaserung der Compacta (Corticalis) bis in den Markhöhlenbereich und Abhebung, daneben Ausbrüche und tiefe Aufplatzungen. Mittelalterlicher Fund*

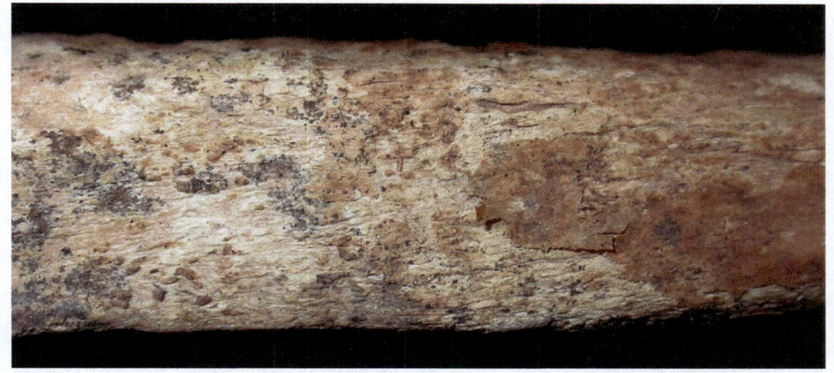

***Abb. 6**: Schaft eines rechten Humerus, flächenhafte Abblätterung der äußeren Compactaschicht, stellenweise feinfleckige Schwärzung der Oberfläche durch ehemaligen Mikroorganismenrasen. Mittelalterlicher Fund (Verhoff et al.2004)*

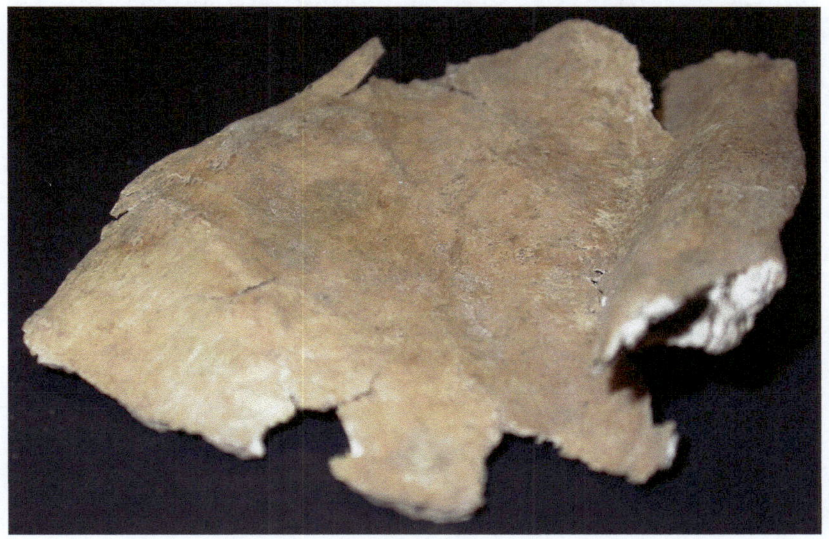

***Abb. 7**: Fragment eines rechten Schulterblatts, Ansicht von dorsolateral, z.T. mit tiefen Usuren, Torsion der Spina scapulae gegen den Corpus scapulae. Mittelalterlicher Fund (Verhoff et al. 2004)*

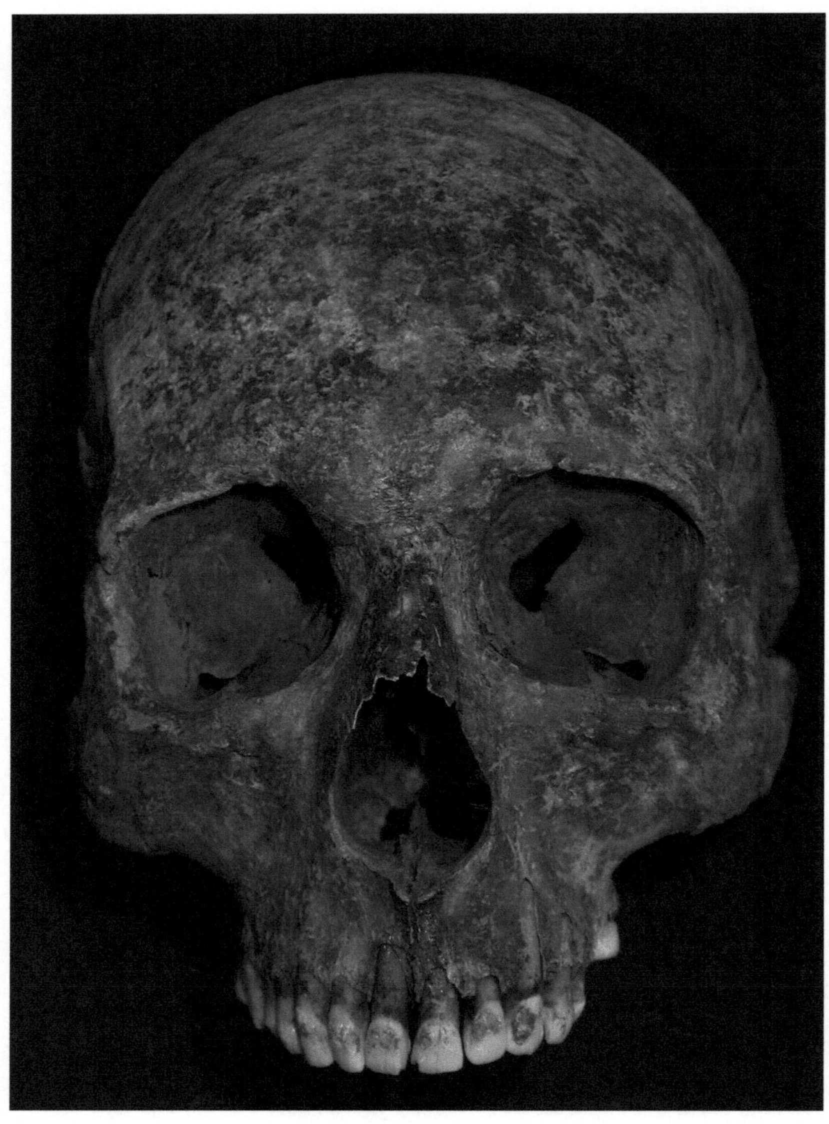

***Abb. 8**: Schädel, Ansicht frontal. Auf dem ersten Blick wirkt nahezu die gesamte Oberfläche schwarz gefärbt. Bei näherem Hinsehen handelt es sich um feinfleckige Verfärbungen als Folge der Besiedlung von Mikroorganismen. Mittelalterlicher Fund (Verhoff et al. 2004)*

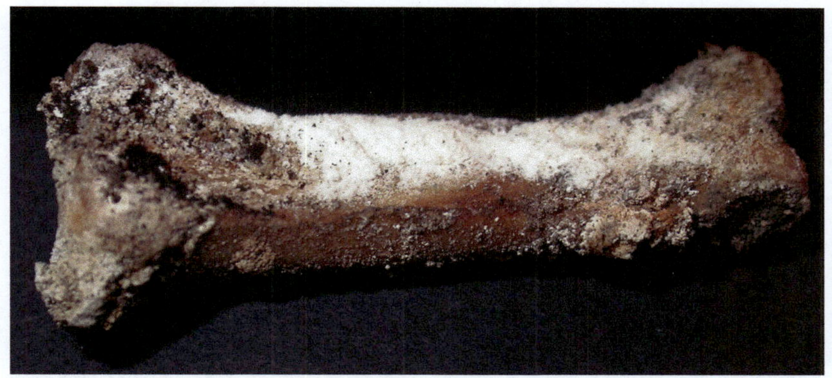

***Abb. 9**: Grundphalange, palmar mit flächenhaft pudrig aufsitzende Brushitbildung. 16. Jahrhundert, Sarkophagbestattung (Verhoff et al. 2004)*

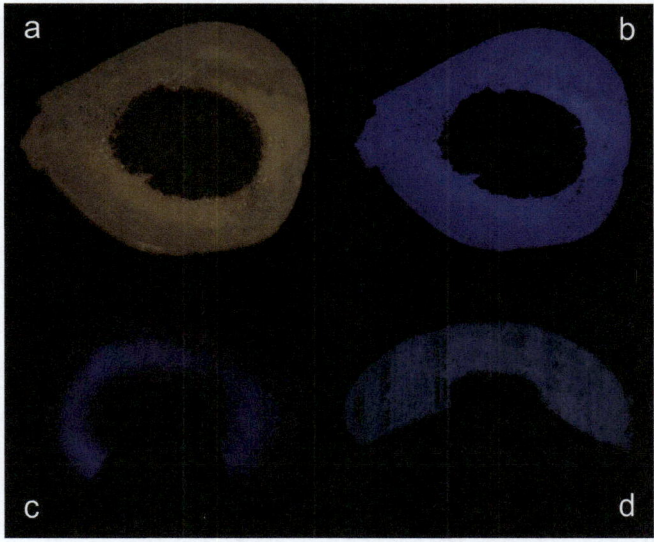

***Abb. 10**: Jeweils frische Sägefläche eines Tibiaschaftes. 10a: Bei „Tageslicht“ Fettwachsreste in der Compacta, an demselben Knochen (10b) kräftige UV-Fluoreszenz (PMI 24 Jahre). 10c: Reduzierte UV-Fluoreszenz mit Zentralisation (PMI ca. 400 Jahre). 10d: Fehlende UV-Fluoreszenz (PMI ca. 4000 Jahre) (Verhoff et al. 2004)*

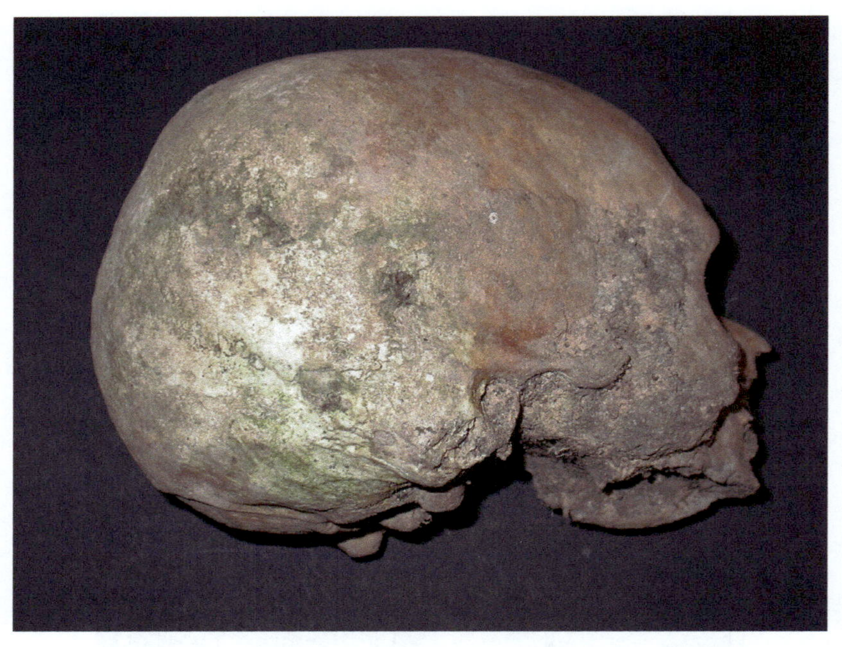

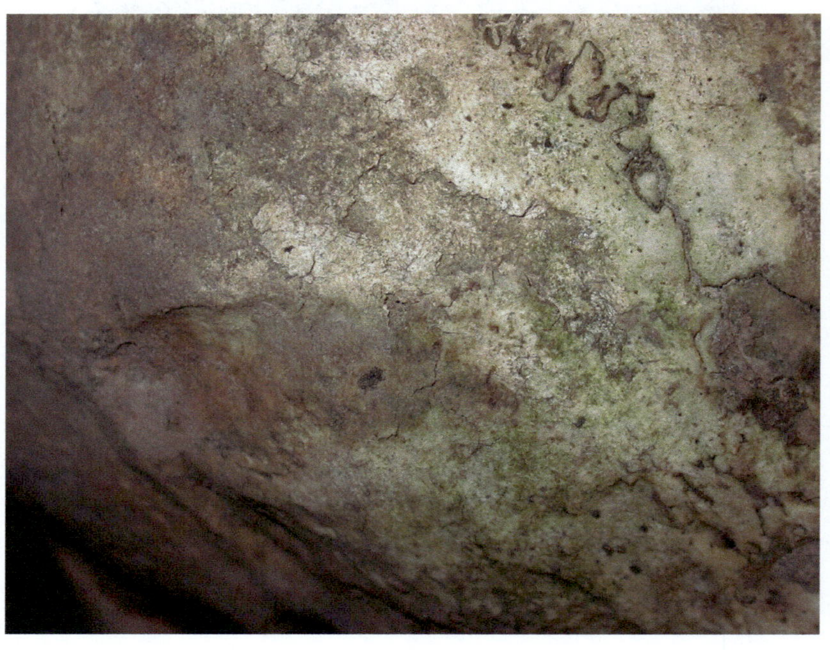

Abb. 11 und 12 (vorherige Seite)*: Menschlicher Schädel, rechts parietooccipital mit Grünfärbung (primärer Grünalgenbewuchs) und deutlichen Verwitterungszeichen im Vergleich zur übrigen Knochenoberfläche infolge partieller oberflächlicher Lagerung dieser Region nach vorheriger Erdlagerung (PMI ca. 30-40 Jahre). Abb. 12 ist eine Detailaufnahme.*

Das Untersuchungsschema (Tab. 1) hat bei zahlreichen Untersuchern in Deutschland und im Ausland in der Fallarbeit Anwendung gefunden. Dies wurde durch eine Vielzahl von Rückmeldungen auf die beiden Publikationen bestätigt. Hinweise, dass einer der Befunde auch bei Erdliegezeiten von unter 50 Jahren erhoben werden konnten, haben sich bislang nicht ergeben.

Mit Hilfe des Untersuchungsschemas wurden die vom 1. Januar 2004 bis zum 30. Juni 2006 an den Rechtsmedizinischen Instituten Gießen, Frankfurt und Kiel bearbeiteten Fälle systematisch analysiert. Insgesamt handelte es sich um 21 Fälle mit 14 Schädeln und 8 Knochen des Postcraniums. Hierbei wurde außerdem ein Gräberfeld mit über 1000 Knochen bzw. Knochenfragmenten untersucht. Bei 15 Fällen konnte durch Beifunde und Ermittlungsergebnisse das PMI zweifelsfrei geklärt werden. Bei den Fällen mit einem PMI von unter 50 Jahren waren weder am Cranium noch an den Langknochen Befunde aus dem Schema zu erheben.

Im Rahmen des Projektes „Liegezeitbestimmung", an dem 15 mittelhessische Friedhöfe teilnehmen, werden Knochen untersucht, die bei Graböffnungen (Räumungen, Einebnungen) nach Ablauf der vorgeschriebenen Ruhezeit zu Tage treten. Diesbezüglich wurden bislang Knochen von 17 Individuen mit Liegezeiten von 25 bis 60 Jahren untersucht und ebenfalls keiner der Befunde aus dem Schema erhoben (Verhoff et al. 2006c).

2.3 Verletzungsspuren

Zur Verfügung standen aus der Sammlung des Anthropologischen Instituts der Universität Gießen über 1000 historische Skelette, vorwiegend aus dem Mittelalter, mit aus dem Kontext der Fundsituation bekannten Verletzungen sowie verheilten Verletzungen und Grabungsartefakten (Kreutz und Verhoff 2002). Vom Gießener Institut für Rechtsmedizin konnten über 60, im Rahmen von Obduktionen zur Befunddokumentation oder Beweissicherung asservierte und überwiegend mazerierte Knochen und Knochenfragmente mit in die Untersuchung einbezogen werden. Ziele der Untersuchung waren eine systematische Einteilung der Verletzungsmechanismen und deren Folgen am Knochen und eine Erarbeitung von Kriterien zur zeitlichen Einordnung in prämortal, perimortal und postmortal (Verhoff und Kreutz 2003).

In Anlehnung an die rechtsmedizinischen Lehrbücher wurde nachfolgendes tabellarisches Schema mit den Stufen Art der Gewalt, Verletzungsmechanismus, Waffe/Objekt und Effekte am Knochen erstellt (Tab. 2).

Gewalt	**Mechanismus**	**Waffe/Objekt (Bsp.)**	**Effekte am Knochen**
Scharfe	Schnitt	Klingen: Schwert, Messer; Pfeil, Bajonett, Schere, Glassplitter	Schnittspuren
	Stich	wie bei Schnittverletzung	Stichkanal, Impression
Halbscharfe	Hieb	Axt, Beil, Sichel, Sense Hacke, Speer, Schraubenzieher	Schnittspuren, Scharten, Abschläge, Brüche
	Sägen	Bandsägen, Kreissägen, Handsägen	Sägespuren
	Biss	Hunde, Raubkatzen	Bissspuren
Stumpfe	Stoß, Schlag, Sturz, Quetschung	Flächen, Stein, Keule, Werkzeug u.ä.	Brüche, Impressionen (geformt, nicht geformt), Schädel: Bruchsysteme, Lochbruch, Terrassenbruch, Hämatominduzierte Formierung
Punktuelle	Spießung oder Schuss	Lanze, Pfeil, Geschoss, (Vögel)	Trichterspuren alle Formen der stumpfen Gewalt

Tab. 2: Verletzungstypen, die verursachenden Mechanismen, Waffen bzw. Objekte und deren Effekte am Knochen

Als Besonderheit wurde erstmals der Begriff der „punktuellen Gewalt“ definiert, da bislang Schuss- und Spießungsverletzungen nicht einzuordnen waren.

Bezüglich der Entstehungszeit wurden folgende Kriterien zur Differentialdiagnose herausgearbeitet:

Bei **postmortalen Veränderungen** war die Färbung der Schnitt- bzw. Bruchflächen deutlich heller als die der übrigen Knochenoberfläche. Weiterhin fehlten Zeichen von Dekomposition an Schnitt- bzw. Bruchflächen bei vorhandenen Dekompositionszeichen am übrigen Knochengewebe. Postmortale Schnittkanten waren bei fehlender oder geringer weiterer Dekomposition scharf begrenzt. Bruchkanten gestalteten sich mit zunehmendem postmortalen Intervall und fortgeschrittener Dekomposition unregelmäßiger, gröber, mit stumpfen Ecken, mit geringer Facettierung (Abb. 13-15).

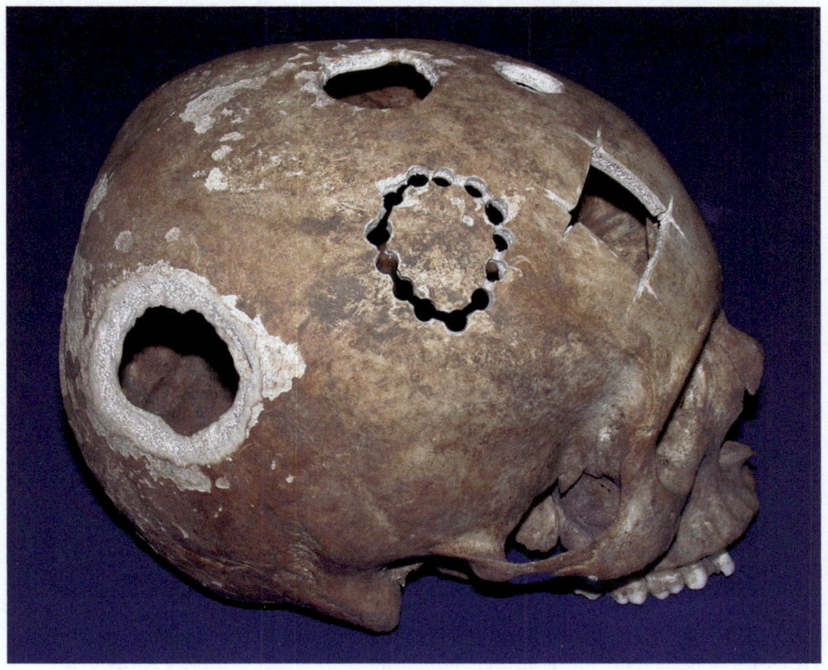

***Abb 13**: Postmortale Trepanationen an einem Schädel (M. Kunter, Anthropologie Gießen): Die Schnittflächen sind hell und scharfkantig (Verhoff und Kreutz 2003).*

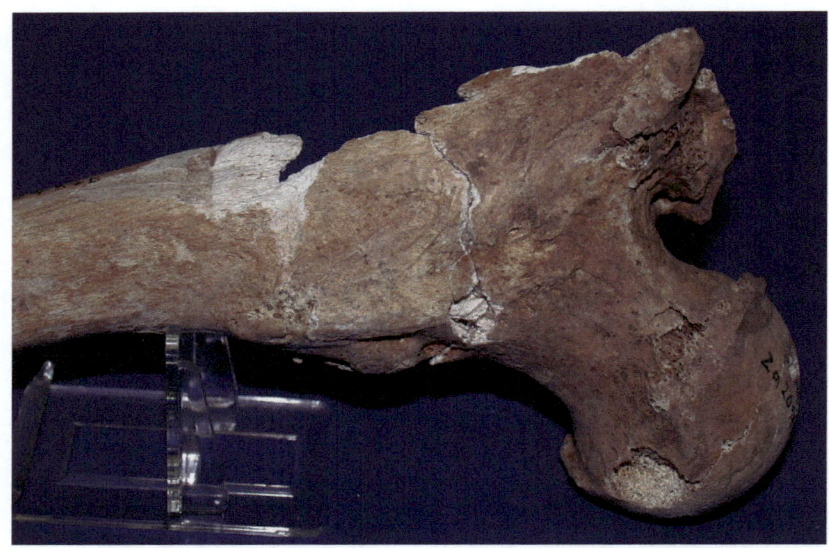

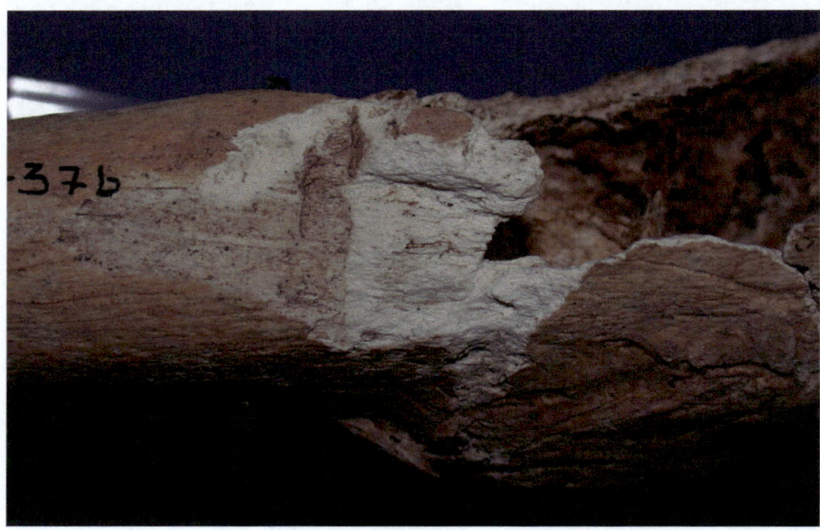

***Abb. 14 und 15**: Potstmortale Knochenbrüche, beim Bergen entstanden (Bergungsartefakte, „Bergungsverletzungen“)(Verhoff und Kreutz 2003)*

Es waren auch Beschädigungen an Knochen zu beobachten, die per se erst postmortal entstanden sein konnten, wie z.B. Tierfraßspuren (Abb. 16 und 17).

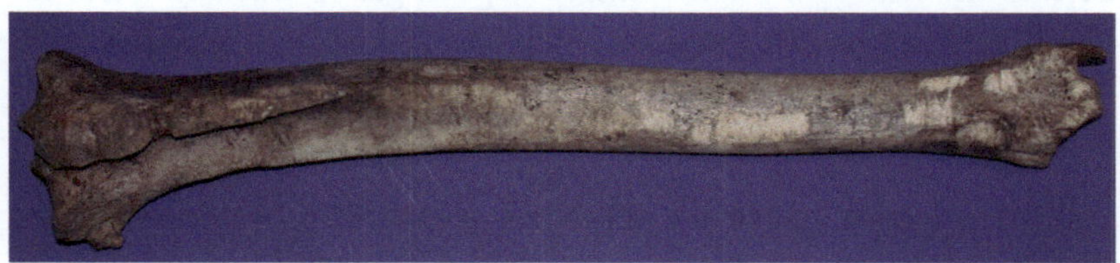

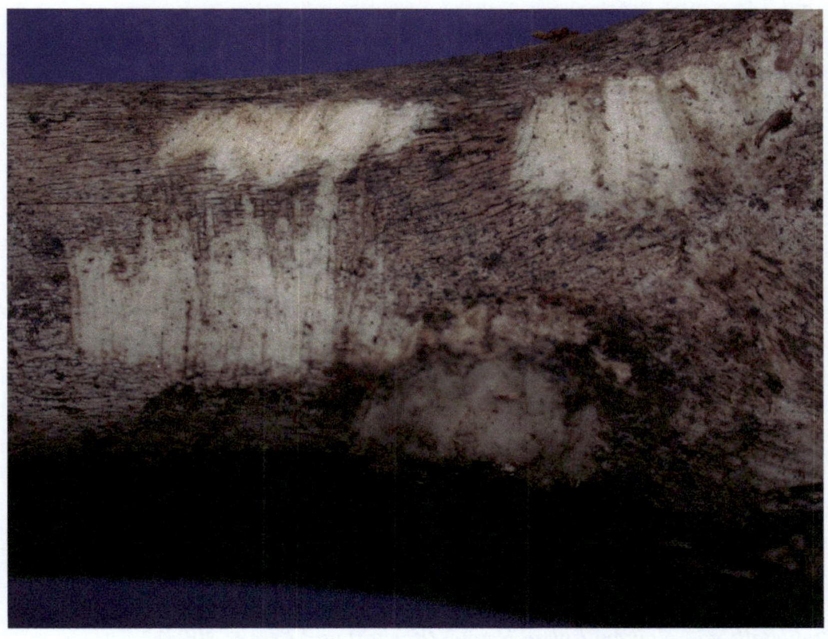

***Abb. 16 und 17**: Nagespuren an der Tibia eines Hirsches, im Freien liegend aufgefunden (Verhoff und Kreutz 2003). Abb. 17 ist eine Detailaufnahme des distalen Endes.*

Um **prämortale Verletzungen** am Knochen nachweisen zu können, mussten bereits Verheilungs- und Umbauspuren im Sinne des „bone remodeling“ (Sauer 1997) vorhanden sein. Bei der Kallusbildung nach Frakturen langer Röhrenknochen oder einer länger überlebten Schwertverletzung waren die Zeichen des remodeling bereits makroskopisch gut zu erkennen (Abb. 18-23). Um beginnende Heilungsspuren am Knochen zu verifizieren, war oftmals die Lupenvergrößerung (Abb. 24 und 25) oder sogar die Mikroskopie notwendig.

Weiterhin konnten Spuren am Knochen gefunden werden, die indirekt von Weichteilveränderungen stammten, wie z.B. die Residuen eines großflächigen, langjährig verheilten und nivellierten epiduralen Hämatoms (Abb. 26 und 27).

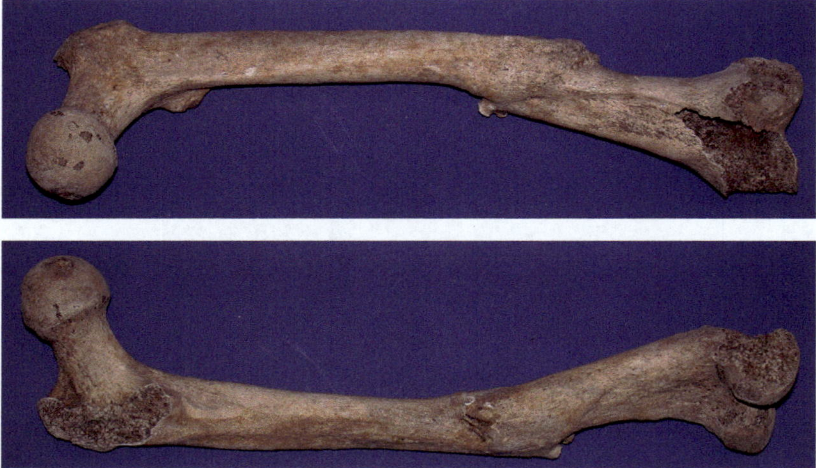

***Abb. 18 und 19**: Verheilte Fraktur mit Achsabweichung und Rotationsfehlstellung an einem linken Femur (Verhoff und Kreutz 2003)*

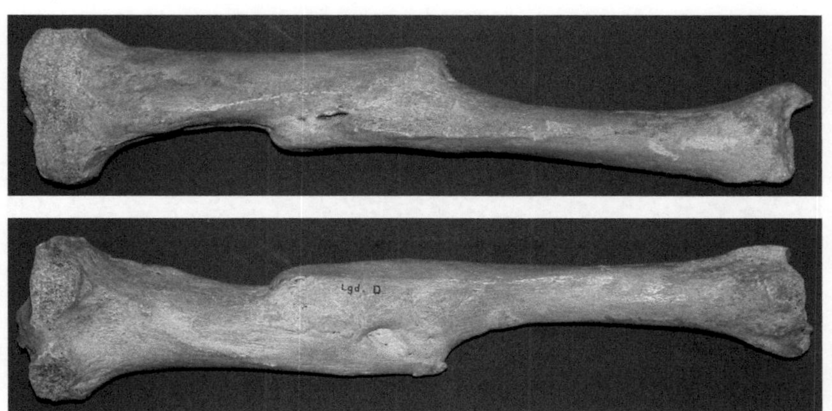

Abb. 20 und 21: *Verheilte Fraktur an einer rechten Tibia (Verhoff und Kreutz 2003)*

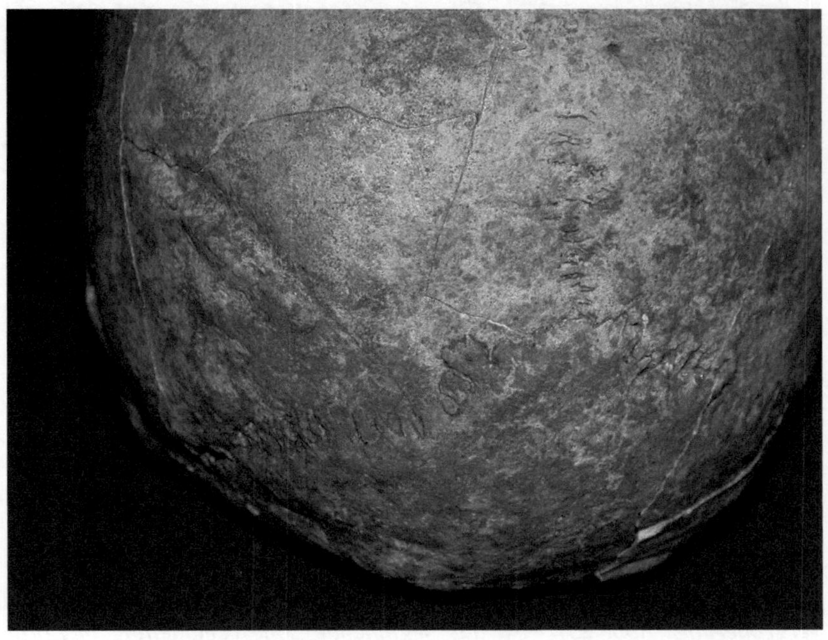

Abb. 22: *Verheilter Schwerthieb links occipital*

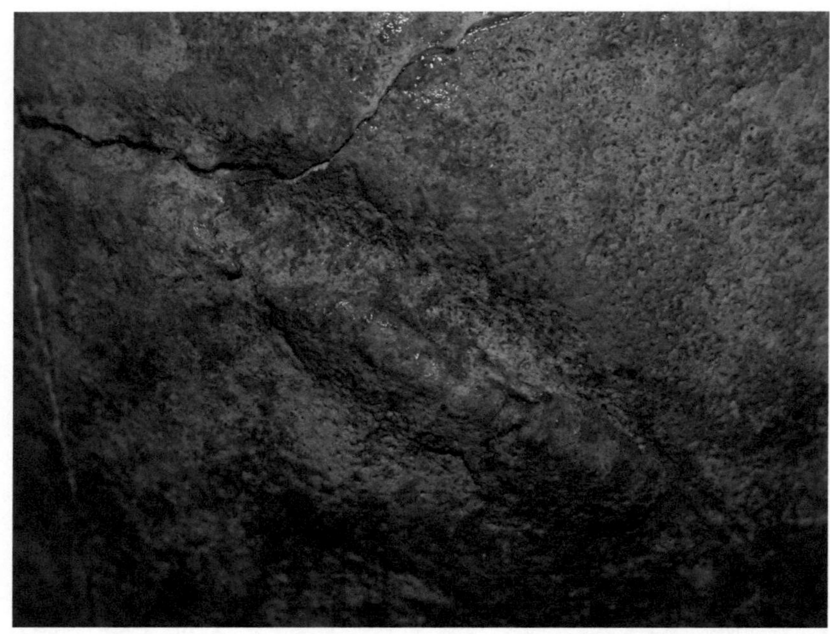

***Abb. 23**: Detailansicht der verheilten Schwerthiebverletzung von Abb. 22. Um die Verletzung herum finden sich Zeichen einer chronischen Entzündung (Verhoff und Kreutz 2003).*

***Abb. 24 und 25 (nächste Seite)**: Kleine Impressionsfraktur. Erst in Lupenvergrößerung (Abb. 25) wird das beginnende bone remodelling in Form eines kleinen „Stegs" sichtbar. Außerdem fallen mäandernde Gravuren als Zeichen von Wurzelwachstum auf (Verhoff und Kreutz 2003).*

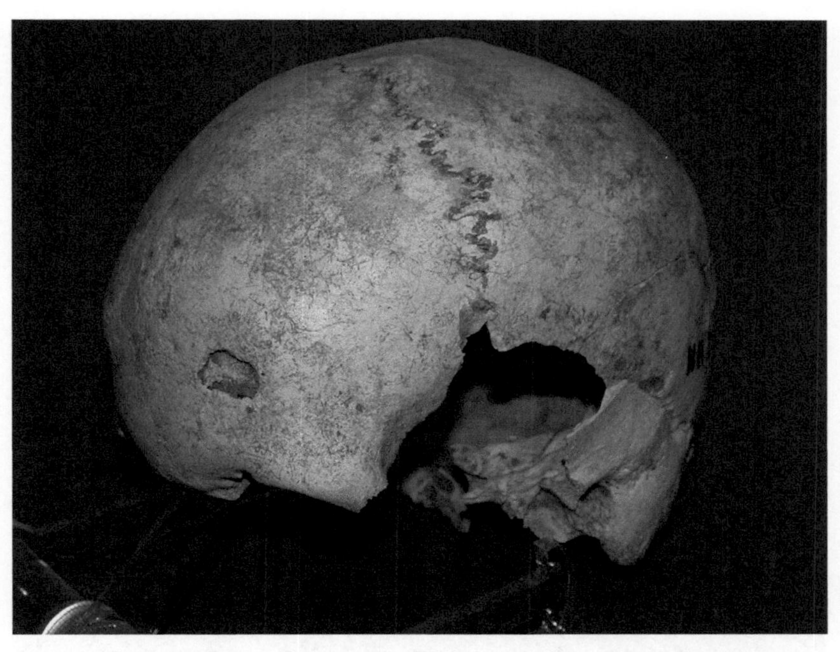

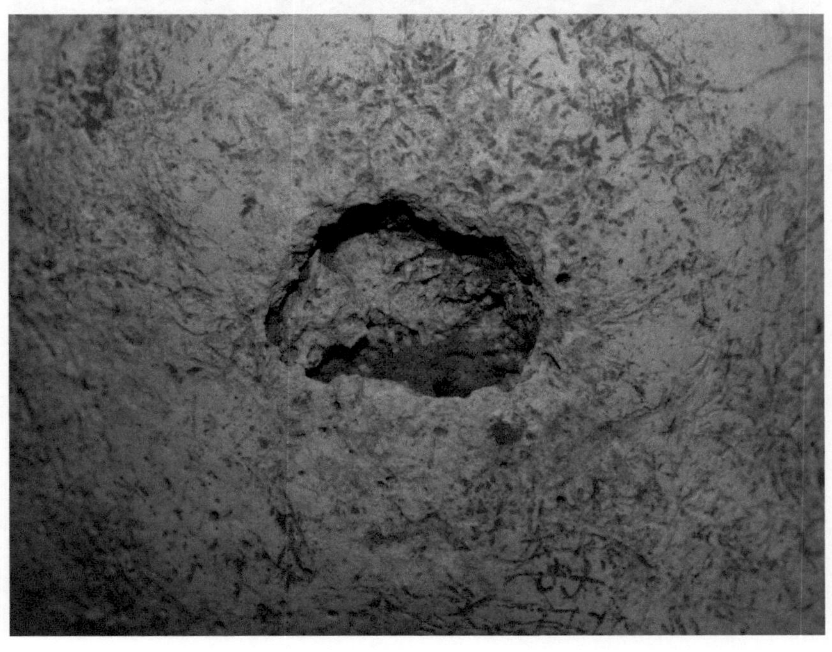

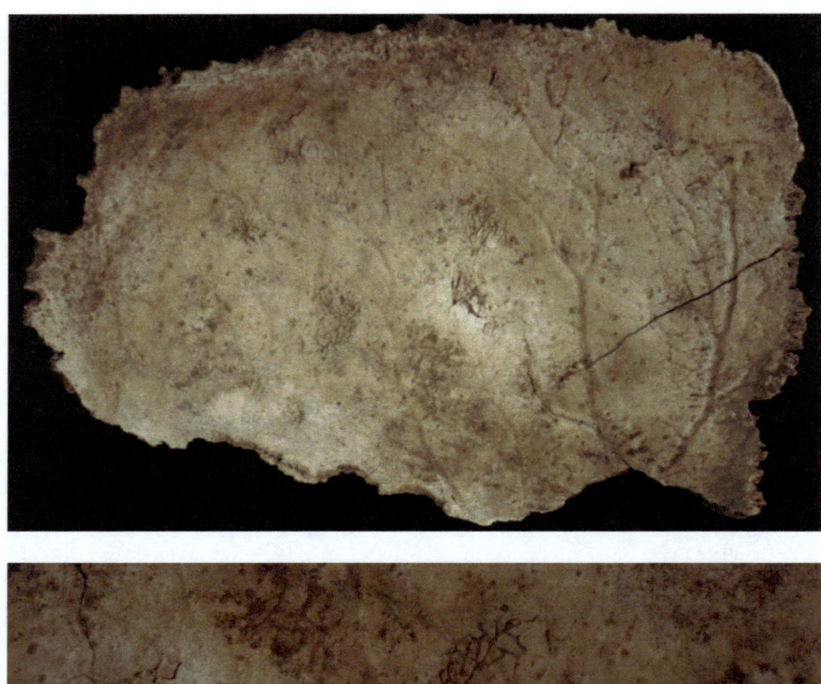

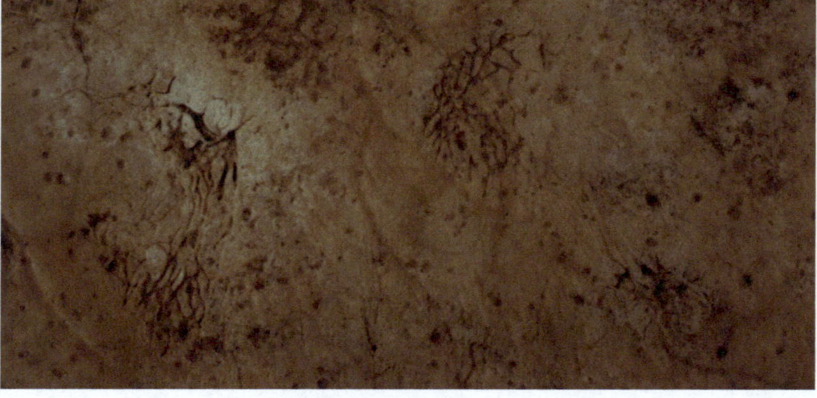

***Abb. 26 und 27**: Spuren eines epiduralen Hämatoms mit Ausbildung von kleinen Gefäßbäumchen, welche bei der Organisation des Hämatoms entstanden sind. Abb. 27 ist eine Detailaufnahme (Kreutz 1997, Verhoff und Kreutz 2003).*

Perimortal entstandene Schnitt- und Bruchflächen zeigten meist dieselbe Färbung und ähnliche Dekompositionszeichen wie die übrige Knochenoberfläche. Schnitt- bzw. Bruchkanten waren weniger scharfkantig und mit längerer Liegezeit zunehmend abgerundeter (Abb. 28 und 29).

Nach sehr kurzen Liegezeiten bzw. noch hohem Fettgehalt des Knochens waren perimortal entstandene Schnittflächen, die den Markraum eröffneten, sogar deutlich dunkler gefärbt als der übrige Knochen (Abb. 30 und 31).

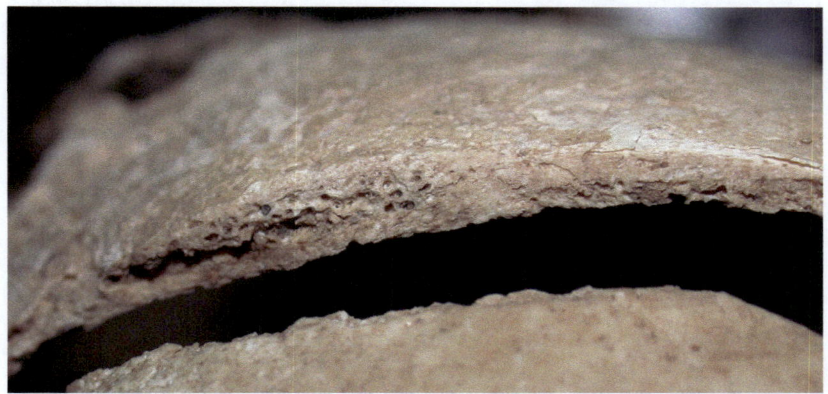

Abb 28 und 29: *Schädel eines im Mittelalter durch das Schwert ums Leben gekommenen Mannes. Die (perimortal entstandene) Schnittverletzung verläuft quer durch das Os frontale, von ihr gehen zusätzlich Bruchspalten aus (Verhoff und Kreutz 2003).*

Der Schädel wird seit 2005 im Museum der Burg Ziesar ausgestellt.

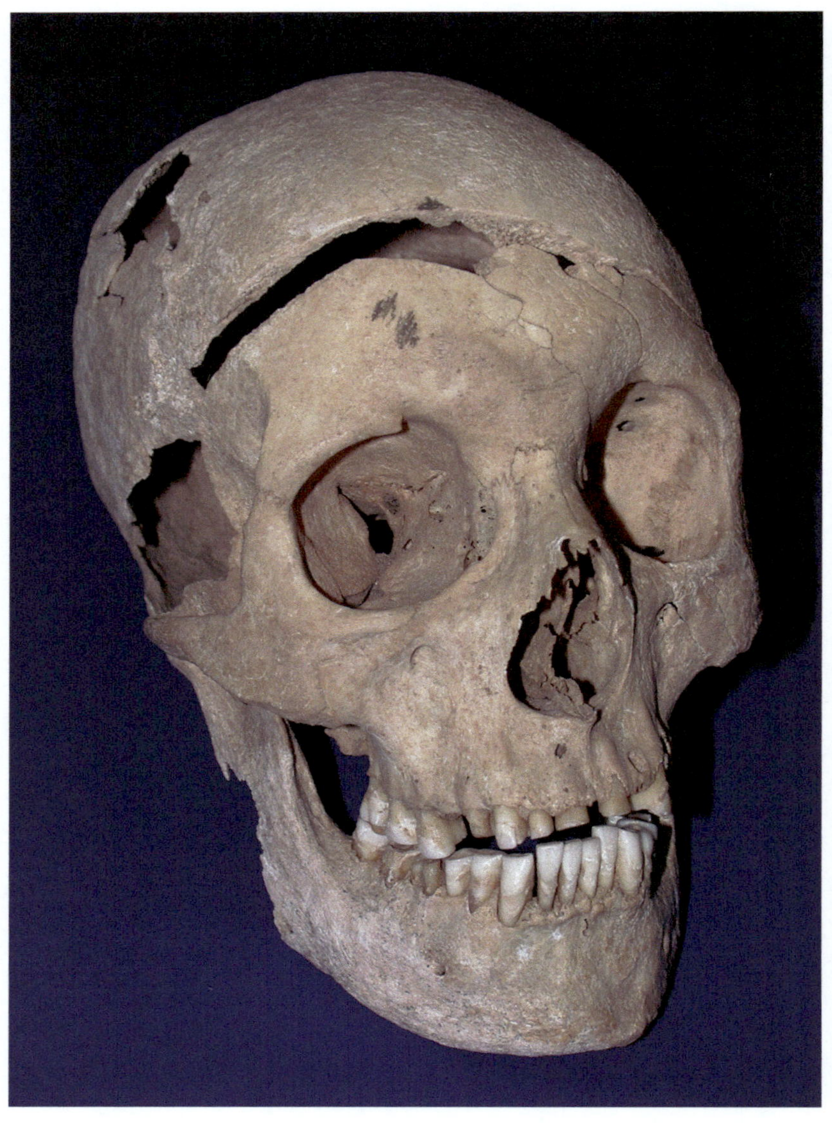

Abb. 29: *Schädel eines im Mittelalter durch das Schwert ums Leben gekommenen Mannes (Beschreibung vorherige Seite)*

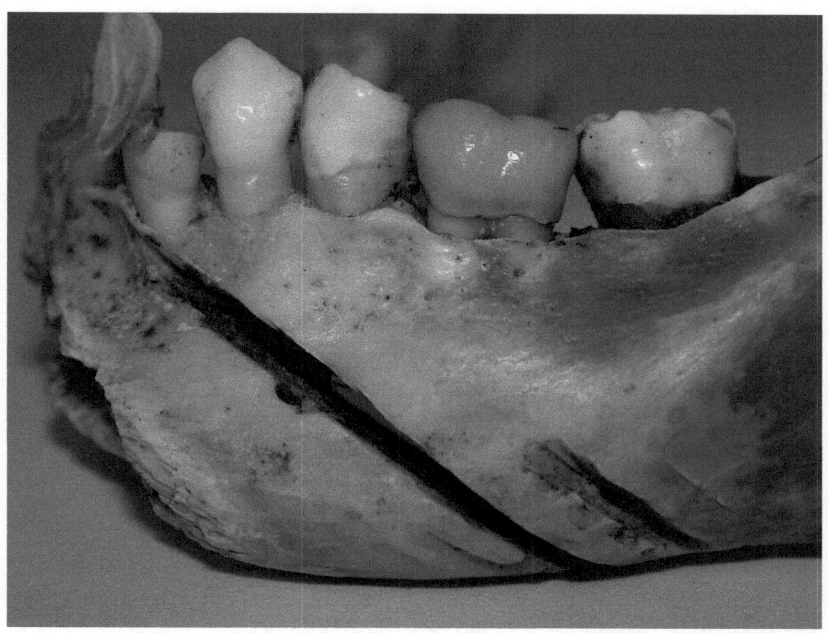

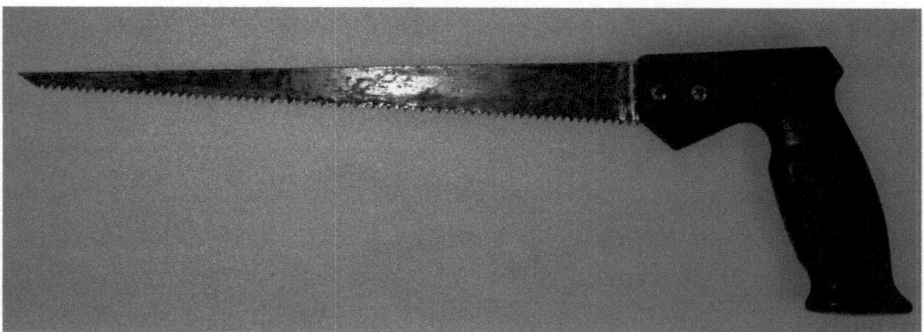

***Abb. 30 und 31**: Bei der Leichenzerstückelung zwecks –beseitigung also perimortal entstandene Sägespuren an der Mandibula einer ca. 40 Jahre alt gewordenen Frau. Die Mandibula wurde zusammen mit dem Kopf im Freien auf einem Waldboden etwa ein halbes Jahr nach der Tat aufgefunden. Die tiefste der Sägespuren hat den Markraum eröffnet: Die Schnittfläche ist hier deutlich dunkler als der übrige Knochen. Zusätzlich sind (postmortale) Tierfraßspuren am Kinn zu erkennen (Verhoff und Kreutz 2003).*

Für schwierige Fragestellungen, wie die Differenzierung von möglichen Tatwerkzeugen oder die Bestimmung der Richtung der eingewirkten Gewalt, wurden in Zusammenarbeit mit der Zentralen Biotechnischen Betriebseinheit der Universität Gießen rasterelektronenmikroskopische Untersuchungen (Philips XL20 mit EDX) etabliert. Hierfür wurden die kritischen Schnitt- oder Bruchflächen präpariert, in einer Vakuumglocke getrocknet und mit Gold bedampft. Neben der morphologischen Beurteilung der Schnittflächen war auch mit Hilfe der energiedispersiven Röntgenmikroanalyse (EDX) eine Bestimmung der chemischen Elemente an der Schnittfläche möglich (Verhoff und Müller 2000). Hiermit kann ein Profil erstellt werden, das für ein bestimmtes Tatwerkzeug spezifisch ist oder dieses zumindest als mögliches Tatwerkzeug ein- oder ausschließen kann.

In einem exemplarischen Fall wurde das Skelett einer seit zweieinhalb Jahren vermissten Frau untersucht. An mehreren Rippen waren Schnittverletzungen festzustellen, die am ehesten für die Verursachung durch ein Messer sprachen (Abb. 32b). Die Verteilung der Verletzungen wurde an einem Modellskelett angezeichnet (Abb. 32a) und ergab keinen sinnvollen Tatablauf. Die Schnittflächen der Rippen 8 und 10 wurden rasterelektronenmikroskopisch untersucht. Hierbei zeigte sich die für Messerschnitte typische schollige Gestaltung der Schnittfläche (Houck 1998), wobei sich die Schollen entgegen der Richtung der Gewalt aufstellen. Doch die Schollen waren nicht, wie erwartet, zur Außenseite hin aufgestellt, sondern in Richtung der ehemaligen Körpermitte (Abb. 32c und d). So konnte eine Durchstechung der Rippen vom Bauchraum her in Folge von Bauchstichen nachgewiesen werden.

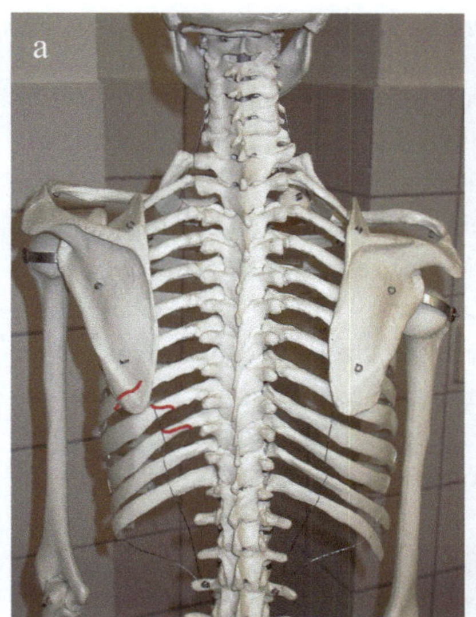

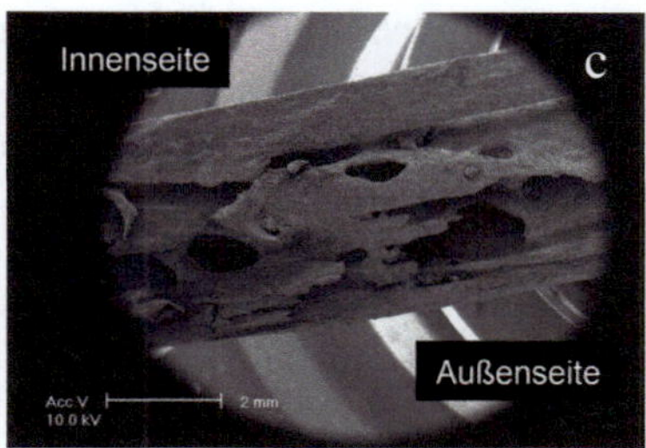

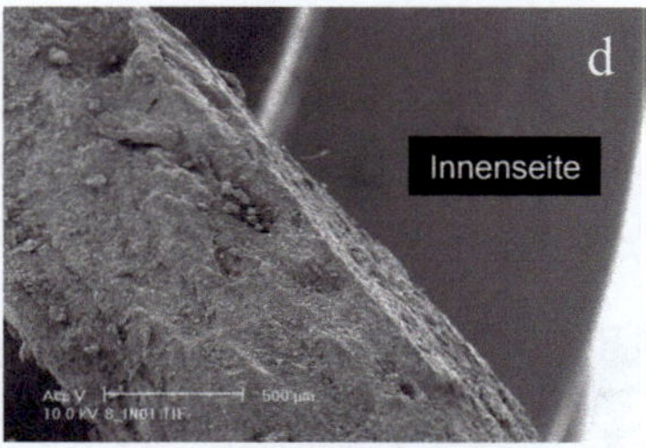

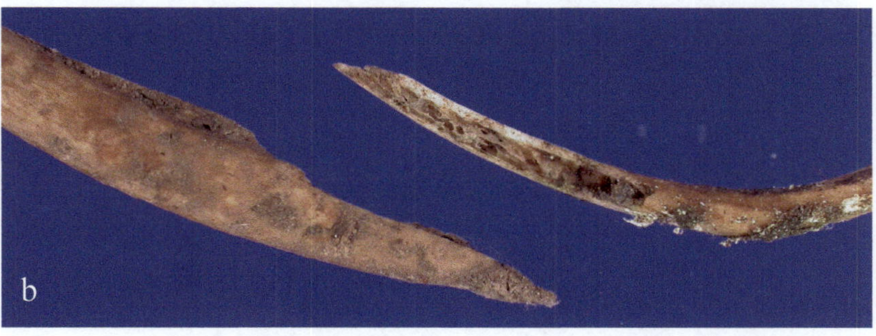

***Abb. 32**: An einem Modellskelett sind die Verletzungen der Rippen 8, 9 und 10 der linken Seite eingezeichnet (a). Es handelte sich bereits makroskopisch um die Zeichen scharfer Gewalteinwirkung, wie hier an den beiden Enden der 8. Rippe zu sehen ist (b). Die Rasterelektronenmikroskopie zeigte eine schollige Gestaltung der Schnittfläche, wie es nach Messerschnitten bzw. –stichen üblich ist (c und d). (c) stellt den gesamten Querschnitt dar, (d) nur die innere Compacta-Schicht. Die Schollen stellen sich entgehen der Richtung der Gewalt auf. In diesem Fall zeigen sie zur Innenseite der Rippe hin und belegen damit eine Verletzung der Rippe nach Durchstechen des Brust-/Bauchraumes.*

2.4 *Geschlecht, Körperhöhe und Lebensalter*

In Kooperation mit dem „Virtopsy-Projekt“ (Bern, Schweiz) (Thali et al. 2002, 2003, 2005, Jackowski et al. 2006) wurde das Projekt „Digitale Forensische Osteologie“ gegründet. In dem „Virtopsy-Projekt“ wird an den Verstorbenen zunächst obligat ein Multislice-Computertomogramm (MSCT) und fakultativ zusätzlich ein Magnetresonanz-Tomogramm (MRT) sowie ein 3D-Oberflächenscan durchgeführt (Abb. 33). Das radiologische bzw. Bild-Material wird von einem Rechtsmediziner und einem Radiologen ausgewertet. Von zwei weiteren Rechtsmedizinern wird der Leichnam obduziert. Im Anschluss werden die Ergebnisse der „normalen, analogen“ Obduktion mit denen der „virtuellen Autopsie“ verglichen.

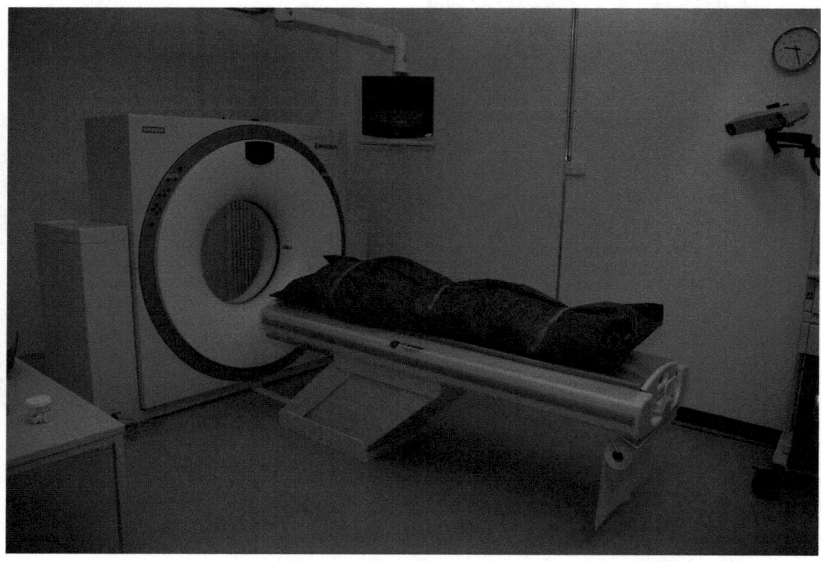

***Abb. 33**: Der „Sektionssaal der Zukunft“ in Bern mit einem Multislice-Computertomographen und Oberflächenscanner*

Mit Hilfe der gespeicherten CT-Daten aus diesem Projekt sollte es möglich sein, Knochen digital dreidimensional zu rekonstruieren und zu vermessen (Uysal et al 2005, Zollikofer et al. 2005). Diese digitalen Skelette waren zudem durch das Virtopsy-Projekt mit allen relevanten Daten zur Identifizierung (Alter, Geschlecht, Körpergröße und –gewicht) und zu möglichen pathologischen Skelettveränderungen, die Einfluss auf die Bewertung haben könnten, ausgestattet.

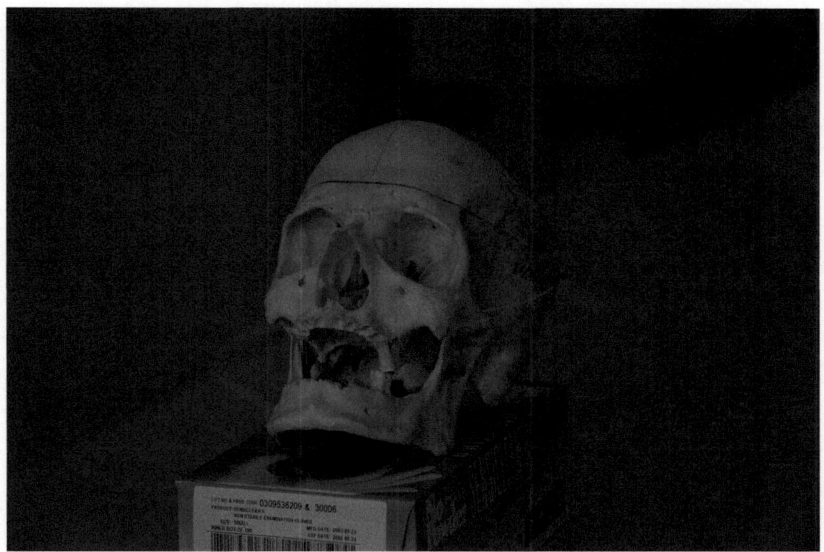

***Abb. 34**: Einrichtung eines der vier untersuchten Schädel für den MSCT-Scan*

Im ersten Schritt war zu überprüfen, ob mit den digitalen 3D-Rekonstruktionen klassische osteologische Parameter (Martin und Saller 1958, Moore-Jansen et al. 1994) mit derselben Genauigkeit wie bei manuellen Messungen erhoben werden können (Verhoff et al 2006b). Hierfür wurden vier isolierte und mazerierte menschliche Schädel von 6 verschiedenen Untersuchern zunächst manuell vermessen. 3 der Untersucher waren in der forensischen Osteologie sehr erfahren. Die drei anderen waren 2 Studenten und ein Arzt, die forensisch-osteologisch kaum bis gar keine Erfahrung aufwiesen, jedoch intensiv in die Messmethoden eingewiesen wurden.

Im Anschluss wurden die vier Schädel in dem MSCT des Virtopsy-Projektes jeweils zweimal gescannt (Abb. 34): Mit einer Schichtdicke von 1,25 mm und mit einer Schichtdicke von 0,63 mm (höchstmögliche Auflösung des Gerätes). Von den insgesamt 8 Datensätzen wurde jeweils eine digitale 3D-Rekonstruktion des Schädels erstellt. Als Grundlage musste eine Strategie entwickelt werden, mit der die bekannten Messstrecken an den digitalen Schädeln verifiziert werden konnten. Dies gelang nach Definition von vier Messebenen, die anhand der in der Anthropologie bekannten „Frankfurter Ebene“ (Martin 1914) eingestellt werden konnten: frontal, parietal (rechts und links), occipital und vertebral (Abb. 35). Die „Frankfurter Ebene“ wird auch als „Ohr-Augen-Ebene“ oder „Norma frontalis“ bezeichnet und trifft beide Orbitaränder an ihrem tiefsten Punkt und den Porus acusticus externus beidseits an seinem höchsten Punkt. Alle 33 Messstrecken wurden jeweils einer der Ebenen zugeteilt und konnten in dieser vermessen werden.

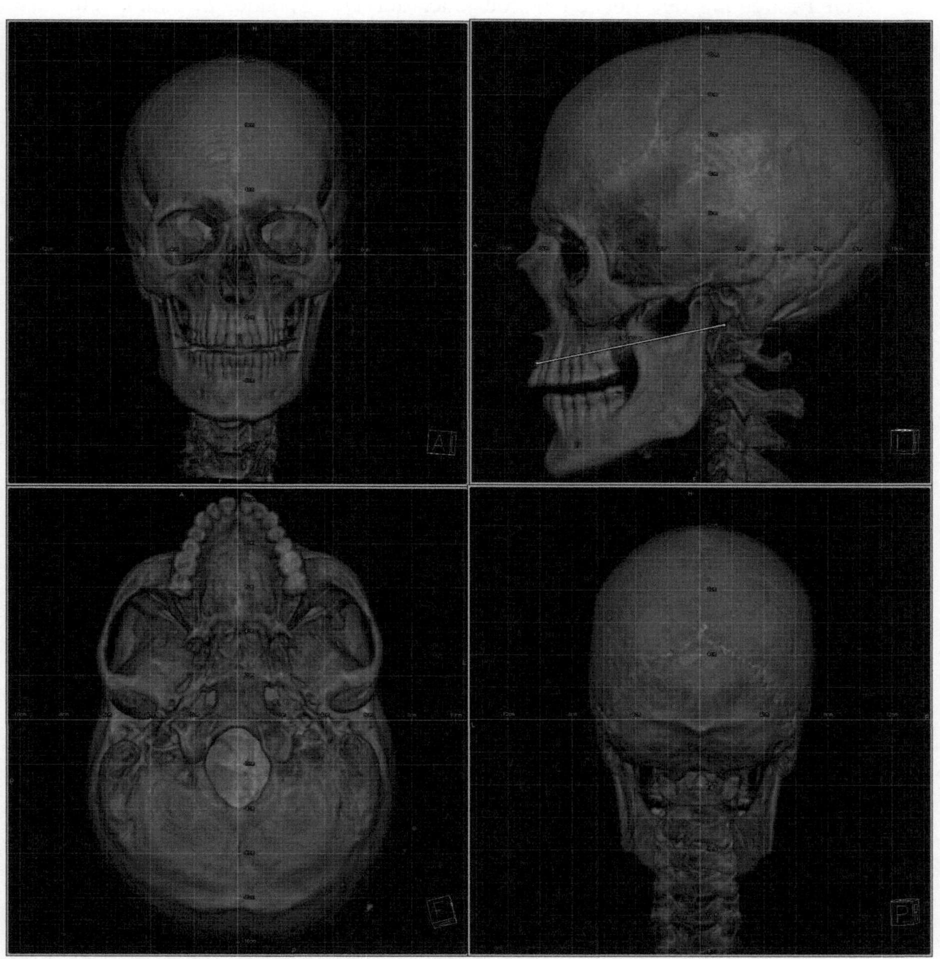

***Abb. 35**: Definition der vier Messebenen, in diesem Fall an der digitalen 3D-Rekonstruktion des Schädels eines Leichnams aus dem Virtopsy-Projekt. Parietal wird zudem die rechte Seite eingestellt. In der Ansicht „parietal links" ist die Basion-Prosthion-Länge (ba-pr) vermessen.*

Nach Festlegung der Ebenen wurde jeder der vier Schädel zweimal, d.h. einmal die 3D-Rekonstruktion aus dem Scan der Schichtdicke 1,25 mm und die Rekonstruktion aus der Schichtdicke 0,63 mm von jedem der Untersucher vermessen.

In der Zusammenschau zeigten die analogen Messergebnisse zwischen den Untersuchern Abweichungen von 1 bis 3 mm. Einige kritische Messstrecken, bei denen die Festlegung der Messpunkte erfahrungsgemäß Schwierigkeiten bereitet (z.B. minimale Stirnbreite und obere Gesichtsbreite) zeigten auch bei einzelnen Untersuchern Abweichungen von bis zu 6 mm. Die analogen und digitalen Messungen (Schichtdicke 1,25 und 0,63 mm) unterschieden sich maximal im Rahmen der analogen Messungenauigkeit (Tab. 3). Die Messungenauigkeiten der analogen und der digitalen Messungen waren vergleichbar. Demnach waren bereits CT-Scans von Schädeln mit einer Schichtdicke von 1,25 mm geeignet, um an deren digitalen 3D-Rekonstruktionen die üblichen osteometrischen Parameter zu messen.

Um zu überprüfen, ob die Weichteile bei einem noch vollständigen Leichnam einen Einfluss auf die osteologischen Messergebnisse am CT haben könnten, wurden während einer im Rahmen des Virtopsy-Projektes durchgeführten Obduktion 4 Maße an Cranium und Postcranium manuell genommen. Schädel und Langknochen wurden dann aus den Daten des vor der Obduktion gewonnen CT-Scans digital rekonstruiert. Die bei der Obduktion manuell erhaltenen Messwerte konnten an den digitalen Rekonstruktionen exakt bestätigt werden.

Table 1
Exemplary representation of the measurements obtained from one of the four isolated skulls

Measurements	Fordisc	Manually (mm)	CT	CT, 1.25 mm (mm)	CT, 0.63 mm (mm)
Maximum cranial breadth (eu-eu)	XCB	**136** (135–138)	F	**139** (136–140)	**141** (139–142)
Minimum frontal breadth (ft-ft)	WFB	**87** (85–89)	F	**89** (88–90)	**90** (88–92)
Maximum frontal breadth (co-co)		**116** (115–117)	F	**122** (119–124)	**117** (116–119)
Bizygomatic breadth (zy-zy)	ZYB	**113** (106–124)	F	**107** (106–109)	**106** (105–107)
Facial height (n-gn)		**104** (103–105)	F	**105** (103–106)	**106** (104–108)
Upper facial height (n-pr)	UFHT	**61** (61–62)	F	**62** (60–63)	**62** (61–63)
Orbital breadth (mf-ek)	OBB	**R 36** (35–37) **L 37** (36–38)	F	**R 35** (34–37), **L 37** (36–38)	**R 34** (33–36), **L 36** (35–37)
Orbital height	OBH	**R 32** (31–33), **L 32** (31–34)	F	**R 34** (33–36), **L 33** (32–34)	**R 33** (32–34), **L 32** (32–33)
Nasal breadth (al-al)	NLB	**23** (22–24)	F	**24** (22–25)	**24** (23–26)
Nasal height (n-ns)	NLH	**46** (45–46)	F	**45** (44–46)	**45** (44–46)
Upper facial (zygomo-frontal) breadth (fmt-fmt)	UFBR	**102** (90–109)	F	**91** (88–96)	**87** (86–92)
Interorbital breadth (Entokanthia)	DKB	**23** (22–24)	F	**20** (19–23)	**18** (16–21)
Biorbital breadth (Ektokanthia)	EKB	**88** (87–89)	F	**89** (87–90)	**89** (88–90)
Chin height (id-gn)	GNI	**29** (27–30)	F	**26** (26–27)	**26** (25–27)
Maximum occipital breadth (äst-äst)		**105** (104–106)	O	**105** (104–106)	**107** (104–109)
Bigonial diameter (go-go)	GOG	**94** (92–96)	O	**95** (93–96)	**92** (91–92)
Maximum cranial length (g-op)	GOL	**161** (160–162)	P	**161** (160–161)	**161** (159–162)
Ear-bregma height (po-b)		**R 105** (104–107), **L 104** (103–105)	P	**R 107** (105–108, **L 106** (105–107)	**R 106** (105–107), **L 106** (104–107)
Mastoid height	MDH	**R 31** (29–31), **L 31** (30–31)	P	**R 29** (29–30), **L 30** (29–31)	**R 29** (29–30), **L 28** (27–29)
Cranial base length (n-ba)	BNL	**90** (89–91)	P	**89** (86–92)	**88** (85–91)
Basion-bregma height (ba-b)	BBH	**120** (116–122)	P	**124** (121–126)	**120** (119–122)
Basion-Prosthion length (ba-pr)	BPL	**87** (85–90)	P	**91** (89–92)	**89** (88–89)
Frontal chord (n-b)	FRC	**90** (89–90)	P	**89** (88–90)	**94** (88–96)
Mandibular body height at mental foramen	HMF	**R 26** (26–27), **L 27** (25–28)	P	**R 26** (25–27), **L 26** (24–28)	**R 26** (25–27), **L 24** (22–27)
Mandibular minimum ramus breath	WRB	**R 24** (22–26), **L 24** (22–25)	P	**R 22** (21–23), **L 23** (21–25)	**R 22** (21–23), **L 22** (21–23)
Mandibular maximum ramus height	XRH	**R 58** (56–60, **L 59** (56–61)	P	**R 58** (57–60), **L 57** (56–60)	**R 58** (56–60), **L 57** (55–60)
Mandibular length	MLN	**R 79** (64–83) **L 80** (65–85)	P	**R 65** (61–70), **L 65** (60–70)	**R 69** (67–71), **L 69** (68–71)
Mandibular angle	MAN	**R 135** (130–140), **L 134** (130–140)	P	**R 132** (129–135), **L 132** (128–136)	**R 130** (127–134), **L 131** (129–133)
Maxillo-alveolar breadth (ecm-ecm)	MAB	**59** (58–60)	B	**59** (59–60)	**59** (58–59)
Maxillo-alveolar length (pr-alv)	MAL	**50** (49–52)	B	**49** (49–50)	**49** (48–49)
Foramen magnum breadth	FOB	**28** (27–28)	B	**27** (26–28)	**29** (27–30)
Foramen magnum length	FOL	**32** (31–33)	B	**30** (30–31)	**30** (30–31)
Biauricular (*Fossa glenoidalis*) breadth (au-au)	AUB	**117** (115–120)	B	**121** (119–122)	**121** (119–123)

***Tab. 3**: Darstellung der Ergebnisse eines Schädels. Die 1. Spalte enthält den Namen der jeweiligen Messtrecke, die 2. die Kürzel aus „Fordisc“, die 3. die Ergebnisse der manuellen Messung, die 4. die Ansicht der digitalen Messung (F=frontal, O=occipital, P=parietal, B=basal) und die 5. und 6. die Ergebnisse der Messungen an den 3-D-Rekonstruktionen. Fett gedruckt: die gerundeten Mittelwerte, in Klammern dahinter Minimum und Maximum. „R“ = rechts und „L“ = links (Verhoff et al. 2006b).*

In einer weiteren Arbeit wurden 25 aus den Datensätzen des „Virtopsy-Projektes“ digital rekonstruierte Schädel und 25 „reale“ Schädel, die Sammlungen aus Mainz und Frankfurt entstammten, nach dem Handbuch von Moore-Jansen et al. (1994) vermessen. Die Messungen erfolgten durch zwei Untersucher unabhängig voneinander. Am darauf folgenden Tag wurden die Messungen von beiden Untersuchern noch einmal wiederholt. Als Ergebnis zeigte sich, dass die Inter- und Intraobservervariabilität sowohl für die analogen als auch die digitalen Schädel gering war und sich für beide Methoden nicht unterschied (Ramsthaler et al. 2006).

Insgesamt hat die Studie gezeigt, dass digitale Skelette, basierend auf 3-D-Rekonstruktionen, von postmortalen CT-Scans aus dem Virtopsy-Projekt für die Untersuchung klassischer osteometrischer Parameter geeignet sind.

2.5 *Zuständigkeiten und Arbeitsabläufe*

Mit den Ziel, den aktuellen Stand des Faches für die in Weiterbildung befindlichen Kolleginnen und Kollegen zugänglich zu machen und eine über die Lehrbücher hinaus aktualisierte Fortbildung zu ermöglichen, wurde in der Zeitschrift „Rechtsmedizin“ die Rubrik „Weiterbildung – Zertifizierte Fortbildung“ eingeführt. Die voll gereviewten Artikel dieser CME-zertifizierten Rubrik werden üblicherweise auf Anfrage des Herausgebers von den deutschsprachigen Spezialisten zu den jeweiligen Themen geschrieben. In diesem Rahmen wurde von Verhoff und Kreutz (2004) der Artikel „Forensische Osteologie – Humanspezifität, Liegezeit und Verletzungsspuren“ veröffentlicht. Ein Schwerpunkt war neben der Vermittlung des aktuellen, forensisch verwertbaren Wissensstandes die Darstellung des Managements der Untersuchungsabläufe mit der zentralen Funktion der Rechtsmedizin.

Eine Sensibilisierung der Ärzteschaft und Darstellung der forensischen Osteologie in Zusammenhang mit der Anthropologie sollte durch den Artikel „Forensische Anthropologie und Osteologie – Übersicht und Definitionen“ im „Deutschen Ärzteblatt (Verhoff et al. 2006a) erreicht werden.

Den Zweck einer Einführung in die forensische Anthropologie für interessierte Studenten der Humanmedizin und der Biologie zu ermöglichen, sollte das Lehrbuch „Forensische Anthropologie“ erfüllen (Kreutz und Verhoff 2002). Das Buch wurde auch begleitend zu dem von Frau Dr. Kreutz für Studenten der Biologie an der Justus-Liebig-Universität vom Wintersemester 02/03 bis zum Sommersemester 05 angebotenen Kurs „Forensische Anthropologie“ eingesetzt.

2.6 Leichenbegriff

Alle Friedhofs- und Bestattungsgesetze der Bundesländer der Bundesrepublik Deutschland sowie relevante Bundesgesetze und einschlägige Literatur wurden analysiert.

Leichen und Totgeburten unterliegen in Deutschland einem Bestattungszwang, der in den Bestattungsgesetzen der Bundesländer festgelegt ist. Die Bestattungsgesetze der Bundesländer wurden hinsichtlich der Leichendefinitionen überprüft und die entsprechenden Sätze zum Vergleich zwischen den Ländern im Sinnzusammenhang tabellarisch aufgelistet. Weiterhin wurden die aktuellen Versionen der zitierten Bundesgesetze gemeinsam mit ergänzenden juristischen Informationen über die Internetportale „juris.de", „dejure.org", „lexexakt.de" oder „rechtliches.de" recherchiert (Gille et al. 2006).

Etwa die Hälfte aller Bestattungsgesetze enthielt Leichendefinitionen, die allerdings eine gewisse Variabilität aufwiesen. Die Leichendefinitionen ließen sich in vier Kategorien einteilen:

Leichendefinition anhand von fehlenden Lebens- oder sicheren Todeszeichen.

Leichendefinition nach dem Grad der Verwesung bzw. des Zusammenhalts des Körpers.

Leichendefinition, abgetrennte Körperteile betreffend.

Leichendefinition von Totgeburten bzw. von verstorbenen Neugeborenen zur begrifflichen Abgrenzung der Fehlgeburten.

In Zusammenhang mit der forensischen Osteologie ist Punkt 2 entscheidend.

Definition des Leichenbegriffs in den Bestattungsgesetzen der Bundesländer	Baden-Württemb.	Bayern	Berlin	Brandenburg	Bremen	Hamburg	Hessen	Mecklenb.-Vorp.	Niedersachsen	Nordrhein.-Westf.	Rheinland-Pfalz	Saarland	Sachsen	Sachsen-Anhalt	Schlesw.-Holst.	Thüringen
sichere Zeichen des Todes oder Feststellung des Todes „auf andere Weise zuverlässig"			x	x				x						x	x	x
Körper eines Menschen, der keinerlei Lebenszeichen aufweist												x	x			
Körper einer verstorbenen Person					x											
körperlicher Zusammenhalt/-hang durch Verwesungsprozess noch nicht vollständig aufgehoben					x								x		x	
Körper noch nicht vollständig verwest														x		
Skelett eines Menschen																x
Skelett eines Menschen mit Ausnahme von Kulturdenkmalen														x		
Körperteil, ohne den ein Lebender nicht weiter leben könnte												x	x			
Körperteil, ohne den ein Weiterleben nicht möglich/unmöglich ist			(x)	(x)	x											
Kopf oder Rumpf als abgetrennte Teile														x	x	x
Kopf oder Rumpf als abgetrennte Teile des Körpers in skelettierter Form																x
Kopf oder Rumpf als abgetrennte Teile des Körpers in skelettierter Form mit Ausnahme von Kulturdenkmalen														x		
verstorbenes Lebendgeborenes (nach § 29 PStGAV: ohne Gewichtsgrenze)			x	x	x			x	x			x	x			x
Totgeborenes (nach § 29 PStGAV: Geburtsgewicht mind. 500 Gramm)	x	x	x	x	x	x		x			x	x	x	x	x	x
tot geborene Kinder, die nach Ablauf des 6. Schwangerschaftsmonats geboren wurden							x									
Leibesfrucht, bei der sich nach Scheidung vom Mutterleib keine Lebensmerkmale gezeigt haben, deren Größe aber mindestens 35 cm beträgt									x							

Tab. 4

In den Bestattungsgesetzen der Länder Bremen, Sachsen und Schleswig-Holstein wird der Leichenbegriff diesbezüglich wie folgt definiert: „[...] der körperliche Zusammenhang/-halt noch nicht durch den Verwesungsprozess völlig/vollständig aufgehoben ist.“ Diese Formulierung führt zu der Frage, welche Merkmale vorliegen müssen, damit der körperliche Zusammenhalt nicht mehr gegeben, genauer gesagt, „vollständig aufgehoben“ ist.

Das Skelett eines Menschen wird durch den Muskel- und Bandapparat zusammengehalten. Der Zusammenhang des Körpers wird nach Verwesung dieser Strukturen aufgehoben. Aber fraglich ist, welcher Grad erreicht werden muss: Darf kein Knochen mehr mit einem anderen in Verbindung stehen? Dürfen noch Weichteile vorhanden sein? Wie verhält es sich, wenn der Zusammenhalt nicht (allein) durch Verwesung, sondern durch Tierfraß oder intentionelle Leichenzerstückelung aufgehoben wurde? Ohne Antworten auf diese Fragen bleibt jedoch festzustellen, dass in den Ländern Bremen, Sachsen und Schleswig-Holstein ein menschliches Skelett definitionsgemäß *keine Leiche* darstellt.

Als Sonderfall wären mumifizierte Körper oder auch Moorleichen (Püschel et al. 2005) zu betrachten, da hierbei auch nach längerer Liegezeit der körperliche Zusammenhang noch überwiegend bis vollständig erhalten sein kann. Mumien und Moorleichen sind demnach in den drei Ländern Bremen, Sachsen und Schleswig-Holstein auch als Leichen zu behandeln.

Im Bestattungsgesetz des Landes Sachsen-Anhalt ist eine Leiche der Körper eines Menschen, der „[...] noch nicht vollständig verwest ist.“ Mit dieser Definition ist ein sehr variabler Zeitraum abgedeckt, da die vollständige Verwesung, also auch die der Knochen, je nach Klima oder Bodenbeschaffenheit unterschiedlich schnell voranschreitet (Dürwald 1990). Solange also noch ein knöcherner menschlicher Überrest zu finden ist, ist davon auszugehen, dass die Verwesung noch nicht abgeschlossen ist. Es handelt sich folglich weiterhin um eine Leiche. Konkret wird dies auch im sachsen-anhaltinischen Bestattungsgesetz weiter definiert: „[...] Als Leiche gilt auch das *Skelett* eines Menschen [...] mit Ausnahme von Kulturdenkmalen gemäß §2 Abs. 2 des Denkmalschutzgesetzes des Landes Sachsen-Anhalt.“ In diesem Denkmalschutzgesetz werden archäologische Kulturdenkmale bezeichnet als „Reste von Lebewesen, [...], die im oder auf dem Boden, im

Moor und unter Wasser erhalten geblieben sind und die von der Geschichte des Menschen Zeugnis ablegen.“ Nach sachsen-anhaltinischem Gesetz ist also ein Skelett als menschliche Leiche zu bezeichnen, solange es keinen Hinweis auf ihre Bedeutung als archäologisches Kulturdenkmal gibt.

Im Bestattungsgesetz des Landes Thüringen heißt es: „[...] Ebenfalls als menschliche Leiche gelten das Skelett eines Menschen [...]“. Keine Einschränkung gibt es also in Thüringen bezüglich der Bedeutung der Leiche als archäologisches Kulturdenkmal wie in Sachsen-Anhalt.

In seinem als Standardwerk zu bezeichnenden „Handbuch des Friedhofs- und Bestattungsrechts“ schreibt Gaedke (1990): „Die beigesetzten Überreste eines Menschen stehen rechtlich der Leiche gleich, bis der Zerfall soweit fortgeschritten ist, dass von Individualität nicht mehr gesprochen werden kann. Bei Wiederbelegung früherer Grabstellen gefundene menschliche Knochenreste können nicht mehr als ‚Leichnam’ bezeichnet werden.“ Führt man sich jedoch vor Augen, wie viele Merkmale der Individualität an einem Skelett oder sogar einem einzelnen Knochen zu erheben sind (Kreutz und Verhoff 2002, Leopold 1998), müsste bis zum Verlust aller Individualitätsmerkmale bereits ein erheblicher Grad an Dekomposition (Sledzik 1998, Verhoff et al. 2004) erreicht sein.

2.7 Exhumierungen

Die retrospektive Studie basierte auf den schriftlichen Unterlagen (Sektionsberichte und Gutachtentexte), die für alle im Institut für Pathologie der Berufsgenossenschaftlichen Kliniken Bergmannsheil in Bochum in den Jahren 1967 bis 1998 durchgeführten Obduktionen vorlagen. Von den Obduktionen ab dem Jahr 1976 waren zusätzlich histologische Schnitte vorhanden. In die Studie eingeschlossen werden konnten 371 Fälle von Exhumierungen, wobei die Liegezeit zwischen 9 und 478 Tagen, im Mittelwert 74 Tage betrug. Alle Exhumierungen erfolgten unter versicherungsmedizinischen Fragestellungen, wobei die Auftraggeber zu 99 % Berufsgenossenschaften waren. Dementsprechend waren alle exhumierten Verstorbenen männlich. Das Sterbealter betrug im Mittelwert 66 Jahre bei einem Minimum von 27 und einem Maximum von 87 Jahren.

Bei einer Auswertung der versicherungsmedizinischen Fragestellungen und deren Entwicklung über die Jahrzehnte konnten deutliche Zusammenhänge mit den Änderungen der Berufskrankheitenverordnungen festgestellt werden (Stachetzki et al. 2001). Auffällig war weiterhin, dass in 368 Fällen (über 99 %) die versicherungsmedizinische Fragestellung beantwortet werden konnte.

Insgesamt wurden etwa 300 unterschiedliche Diagnosen und Befunde genannt, für die jeweils die längste Liegezeit herausgearbeitet wurde, nach der die Diagnose gestellt wurde. Weiterhin wurden für diese Diagnosen die bislang längsten in der Literatur beschriebenen Liegezeiten recherchiert und verglichen. Zur besseren Übersichtlichkeit wurden die Diagnosen in 7 Gruppen eingeteilt (Verhoff et al. 2006d):

1. Tumorerkrankungen
2. Entzündliche Erkrankungen
3. Fibrosierende Veränderungen und Verkalkungen
4. Herz-Kreislauf-Erkrankungen
5. Veränderungen durch äußere Gewalteinwirkungen
6. Andere Befunde mit möglicher todesursächlicher Bedeutung
7. Andere Befunde mit Bedeutung für die Identifizierung

Rechtsmedizinisch relevant waren hier insbesondere die Punkte 5 bis 7. Für die forensische Osteologie können jedoch auch die Befunde unter Punkt 3 Bedeutung erlangen: Häufig können derartige Veränderungen noch zusammen mit knöchernen Überresten aufgefunden werden. Die Tumorerkrankungen mit ihren histologischen Befunden wurden in einer Arbeit gezielt betrachtet (Stachetzki et al. 2002).

Die bestehenden Erwartungskataloge (Althoff 1974, Naeve und Bandmann 1981, Grellner und Glenewinkel 1997, Seibel et al. 1997) wurden zusammengeführt und durch die eigenen Untersuchungsergebnisse ergänzt. Die wesentlichen eigenen Befunde mit deren maximaler Liegezeit im Vergleich mit der maximal in der Literatur beschriebenen Liegezeit zeigt Tabelle 5 bis 11.

Diagnosen	**Liegezeit [d]**	**Literatur**
Angiom mit Blutungszyste	15	2 Monate (Grellner und Glenewinkel 1997)
Fibröse Dura mater, Eisenpigmentablagerungen	75	
Oligodendrogliom	39	
Hirnblutung	66	73 Tage (Naeve und Bandmann 1981)
Hirndruckfurche	22	
Hirnhyperämie	22	
Hirnmetastasen (bei SCLC)	113	1,5 Monate (Althoff et al. 1974)
Hirnrindendefekt mit Zystenbildung, alt	94	
Hirnrindenzyanose	47	
Hirntumor fraglicher Dignität	62	2 Jahre (Wenig 1944)
Hydrocephalus e vacuo	22	
Hydrocephalus externus	30	
Subarachnoidales Hämatom	20	201 Tage (Althoff et al. 1974)
Verwachsung Hirnhäute mit der Schädelkalotte	94	

***Tab. 5**: Pathomorphologische Befunde des ZNS – maximale Liegezeit*

Diagnosen	Liegezeit [d]	Literatur
allg. Arteriosklerose	478	1581 Tage (Seibel et al. 1997)
Aortenaneurysma, rupturiert	193	
Aortenektasie, diffus mit alter Mesaortitis	304	
Aortenklappenfensterung	71	
Aortenklappeninsuffizienz nach rezidivierenden Entzündungen	75	
Aortofemoraler Bypass	22	
arteriosklerotische Nierenarte-rienstenose	92	
Beckenvenenthrombose, akut und subakut	71	
Beinvenenthrombose	75	13 Monate (Althoff et al. 1974)
Endokardschwielen	478	
Epikardverwachsungen	236	3,5 Wochen (Grellner und Glenewinkel 1997)
Erworbene Mitralklappeninsuffi-zienz	75	
Foramen ovale apertum	94	
Hermuskelzellnekrosen, akut	72	
Herzbeuteltamponade	97	
Herzinfarkt, frisch (mit Perikardtamponade)	97	64 Tage (Naeve und Bandmann 1981)
Herzinfarkt, alt	304	1581 Tage (Seibel et al. 1997)
Herzvorhofdilatation	458	
Insuffizienzthromben im Herzohr	149	
Koronararterienintimaödem,akut	71	
Koronarthrombose, alt	304	3,9 Monate (Althoff et al. 1974)
Koronarthrombose, frisch	67	166 Tage

		(Seibel et al. 1997)
Linksherzhypertrophie	240	128 Tage (Naeve und Bandmann 1981)
Lipomatosis cordis	267	2,5 Jahre (Grellner und Glenewinkel 1997)
Pulmonalarteriensklerose	478	2,5 Jahre (Grellner und Glenewinkel 1997)
Pulmonalarteriensklerose mit Ektasie	267	
Rechtsherzhypertrophie (Cor pulmonale)	267	128 Tage (Naeve und Bandmann 1981)
Subendokardfibrose	267	
Thrombose der Arteria subclavia sinistra	74	
Thrombose der Vena cava inferior	88	
Thrombose im Plexus prostaticus	202	27 Tage (Althoff et al. 1974)
Trikuspidalklappeninsuffizienz	152	
Z.n. Epicarditis stenocardiaca	77	
Z.n. Punktion (der Vena jugularis)	77	3,75 Monate (Grellner und Glenewinkel 1997)

***Tab. 6**: Pathomorphologische Befunde des Herzkreislaufsystems – maximale Liegezeit*

Diagnosen	Liegezeit [d]	Literatur
Anthrakosillikose	478	1,9 Monate (Grellner und Glenewinkel 1997)
Anthrasilikotisches Narbencarcinom	31	
Aspirationspneumonie	27	
Blutige Halsweichteil-Suggilationen	45	
Bronchialcarcinom, nicht näher differenziert	202	13 Monate (Naeve und Bandmann 1981)
Bronchiektasen	236	115 Tage (Naeve und Bandmann 1981)
Bronchopneumonie	236	392 Tage (Naeve und Bandmann 1981)
Chron. Bronchitis, akut exazerbiert	155	
Chron. Stauungslunge	182	
Chronische Bronchiolitis	193	
Chronische Bronchitis	240	2,5 Monate (Grellner und Glenewinkel 1997)
Desquamationspneumonie	39	
Empyem einer Pneumektomiehöhle	61	
Fibrinöse Pleuritis	304	623 Tage (Althoff et al. 1974)
Grau-rote Indurationszone	267	
Hyaline Pleuraplaques	174	
Intermediäres BC	52	
Interstitielle Lungenfibrose	223	
Käsige Lungentuberkulose	236	10 Monate (Nordmann 1939)
Kehlkopfknorpelverknöcherung	458	
Lobärpneumonie	37	
Lungendystelektasen	129	
Lungenembolie, alt	165	
Lungenembolie, frisch	168	13 Monate (Naeve und Bandmann 1981)

Lungenemphysem	478	2,5 Jahre (Grellner und Glenewinkel 1997)
Lungeninfarkt, hämorrhagisch	151	6 Wochen (Grellner und Glenewinkel 1997)
Lungenmetastasen	201	
Lungennarben	138	
Lungenödem, akut	184	
Lungensiderose	114	
Lungentotalatelektase, einseitig	114	
NSCLC: Adenocarcinom	148	
NSCLC: Anaplastisches-/Adenocarcinom	174	
NSCLC: Plattenepithelcarcinom	101	
Pleuraergüsse	94	
Pleuramesotheliom	157	210 Tage (Seibel et al. 1997)
Säbelscheidentrachea	172	
SCLC	170	
Silikose	196	
Strickleiterartige Narben	184	
Tracheatracheomalazie	129	
Tuberkulose der Hiluslymphknoten	236	
Zyanose von Larynx und Pharynx	55	

***Tab.** 7: Pathomorphologische Befunde des Respirationstraktes – maximale Liegezeit*

Diagnosen	Liegezeit [d]	Literatur
Abgekapselte Parasitenherde in der Leber	51	
Alter anämischer Milzinfarkt	ca.120	
Aszites	50	
Ausweitung des Ductus choledochus	240	
Cholezystolithiasis	478	7,5 Jahre (Grellner und Glenewinkel 1997)
Chron. Cholezystitis	193	
Kavernöses Hämangiom der Leber	38	57 Tage (Althoff et al. 1974)
Lebercholangitis	30	
Leberikterus	168	
Lebercarcinom	74	
Lebermetastasen	458	391 Tage (Seibel et al. 1997)
Lebersteatose	236	392 Tage (Naeve und Bandmann 1981)
Leberzirrhose	236	
Milzfibrose	36	
Milztumor	38	
Narbige Cholesteatose	193	
Periportale Leberfibrose	193	
Perisplenitis cartilaginea	176	6 Wochen (Grellner und Glenewinkel 1997)
Porzellangallenblase	33	
Splenomegalie	151	
Stauungsleber,chronisch	236	114 Tage (Althoff et al. 1974)
Stauungsmilz,chronisch	151	6 Wochen (Grellner und Glenewinkel 1997)
Stippchengallenblase	22	
Verwachsung von Milz und Omentum majus	304	
Z.n. Leberriss	49	

***Tab. 8**: Pathomorphologische Befunde von Leber, Niere und Milz – maximale Liegezeit*

Diagnosen	**Liegezeit [d]**	**Literatur**
Anus praeter naturalis	50	
Appendicitis und Periappendicitis, alt	35	4 Wochen (Raestrup 1927)
Chron. Pankreatitis	157	6 Wochen (Grellner und Glenewinkel 1997)
Dickdarmpolypen	71	
Doppelcarcinom in Rektum und Blase	102	
Duodenaldivertikel	183	
Duodenalpolyp	50	
Fettgewebsnekrose	240	
Fettwachsbildung des Pankreas	61	
Ileus	112	
Magenadenocarcinom, szirrhös	23	
Magencarcinom	168	
Magenschleimhauterosionen	129	
Magenstumpfcarcinom	23	
Medulläres Magencarcinom	39	
Melanosis coli	71	
Melanosis recti	167	
Oesophagusleukoplakien	33	
Oesophagusvarizen	39	
Oesophagustraktionsdivertikel	201	
Pankreasfibrose	68	59 Tage (Althoff et al. 1974)
Pankreasinfarkt mit Kalkspritzern	43	
Pankreascarcinom, duktal	157	263 Tage (Naeve und Bandmann 1981)
Pankreaskopfcarcinom	48	263 Tage (Naeve und Bandmann 1981)
Pankreasnekrose, akut	240	
Paraoesophageale Gleithernie	49	
Peritonitis, diffus-fibrinös	114	10 Jahre

		(Siegel et al. 1987)
Plattenepithelcarcinom des Zungengrundes	33	
Refluxoesophagitis	55	
Rektumcarcinom (Adenocarcinom)	96	
Rektumcarcinom ohne histolog. Differenzierung	458	26 Tage (Walcher 1928)
Sigmadivertikel	157	
Sigmapolyp	102	
Teerstuhlartige Substanzen	112	
Ulcus duodeni, akut	156	
Ulcus ventriculi	170	157 Tage (Althoff et al. 1974)
Verengung der Papilla vateri	240	
Vernarbung der Papilla vateri	168	
Zungenspitzennarben	75	

Tab. 9*: Pathomorphologische Befunde des Verdauungstraktes und des Pankreas – maximale Liegezeit*

Diagnosen	Liegezeit [d]	Literatur
Abberierende Arterie am unteren Nierenpol	76	
Balkenblase	478	2,5 Monate (Riepert 1993)
Harnblasenektasie mit Pseudodivertikeln	117	
Harnblasencarcinom (Doppelcarcinom mit Rektumcarcinom)	102	
Harnblasenlipom, submuköses	162	
Hodenatrophie, einseitig	74	
Hydronephrose	107	
Hydronephrotische Sackniere	112	
Hydrozele testis	60	
Hypernephrom	74	
Leistenhernie mit Verwachsungen im Bruch-sack	112	
Leistenhernie ohne Einstülpung	127	
Leistenhernie ohne Verwachsungen im Bruchsack	114	
Leistenhoden	60	
Nephrolithiasis + Nierenbeckenausgusssteine	127	547 Tage (Althoff et al. 1974)
Nierenadenom	58	
Nierenhyperplasie	112	
Nierenmetastasen	27	
Nierenmetastasen	ca. 50	
Nierenrindenatrophie	169	
Nierenrindennarben	478	145 Tage (Naeve und Bandmann 1981)
Nierenzysten	240	
NN-Metastase bei nicht näher differenziertem Bronchialcarcinom	40	
NN-Metastase	16	

bei NSCLC (Adenocarcinom)		
NN-Metastase bei NSCLC (Plattenepithelcarcinom)	42	
NN-Metastase bei SCLC	55	
NN-Metastase bei szirrhösem Magenadeno-carcinom	23	
NNR-Adenom	165	
NNR-Hyperplasie	199	3,5 Wochen (Grellner und Glenewinkel 1997)
Prall gefüllte Harnblase	236	
Prostatahyperplasie	478	2,5 Jahre (Grellner und Glenewinkel 1997)
Prostatacarcinom, infiltrierend	127	2 Monate (Naeve und Bandmann 1981)
Prostatacarcinom, metastasierend	74	
Prostatalithiasis	62	
Pyelonephritis, chronisch-narbig	149	6 Monate (Grellner und Glenewinkel 1997)
Schrumpfniere	124	3 Jahre (Walcher 1928)
Skrotalhernie	57	
Urethraektasie in der Pars prostatica	58	
Urolithiasis mit Uretherdilatation	112	
Urozystitis, z.T. hämorrhagisch	176	

Tab. 10: *Pathomorphologische Befunde des Urogenitaltraktes – maximale Liegezeit*

Diagnosen	Liegezeit [d]	Literatur
Arthrosis deformans der Wirbelsäule	184	
Brustwandmetastasen bei Bronchialcarcinom	201	
Dekubitalulkus am Os sacrum	111	
Ekzem am Unterschenkel	51	
Femurkopfdestruktion bei Fistel	37	
Handrückenatherom	51	
Hautnarbe	478	7,5 Monate (Grellner und Glenewinkel 1997)
Ichtiosis mit Atrophie und Hyperkeratose der Haut	96	
Knochendefekt der Beckenschaufel	478	
Leukozytärer Abszess	46	
Oberflächliche Hautschürfungen	71	
Plasmozytom	30	
Psoriasisartige Flechte	30	
Schilddrüsenadenom, verkalkt	227	3 Monate (Grellner und Glenewinkel 1997)
Schilddrüsenhyperplasie	120 (ca.)	
Schilddrüsenverkalkungen	62	
Schilddrüsenzysten	82	
Spondylosis deformans	240	
Sternumnahe Rippenfraktur nach Reanimation	114	
Struma nodosa	129	95 Tage (Althoff et al. 1974)
Tätowierung	72	
Thyreoiditis, chronisch-narbig	76	3,75 Monate (Grellner und Glenewinkel 1997)
Ulcus cruris	30	9 Wochen (Nordmann 1939)
Z.n. Meniskektomie	58	
Z.n. vorausgegangener Obduktion	86	

***Tab. 11**: Pathomorphologische Befunde von Haut, Skelett, Schilddrüse und sonstige Befunde – maximale Liegezeit*

2.8 Interdisziplinäre Kooperation

Um die konkrete Auswirkung der Grundausbildung forensisch tätiger Wissenschaftler verschiedener Fachrichtungen in der Fallarbeit zu überprüfen, wurde ein Planspiel durchgeführt (Verhoff et al. 2006e). 14 forensisch tätige Wissenschaftlerinnen und Wissenschaftler aus 10 Fach- bzw. Subdisziplinen wurden 3 Teams zugelost. Die Teams hatten unabhängig voneinander Lösungsansätze für denselben fiktiven forensischen Fall mit osteologischem Schwerpunkt zu entwickeln. Die Lösungsansätze wurden nach einer festgelegten Bearbeitungszeit von 45 Minuten von den 3 Teams unabhängig jeweils auf einem Flipchart notiert. Danach wurden sie verglichen und diskutiert.

Beim Vergleich der Lösungsansatze der drei heterogen zusammengesetzten Gruppen fiel vor allen Dingen die hohe Übereinstimmung auf. Die Ursache war am ehesten darin zu sehen, dass alle 14 als Probanden beteiligten Wissenschaftler als forensisch erfahren zu bezeichnen waren. Dennoch gab es auffällige Unterschiede, die sich am ehesten auf die Ausbildungen und Erfahrungen einzelner Teammitglieder zurückführen ließen.

3 Diskussion

Die vorliegenden Arbeiten haben sich mit klassischen morphologischen Fragestellungen der forensischen Osteologie, aber auch mit juristischen und organisatorischen Hintergründen beschäftigt. Es handelte sich vorwiegend um Themen, die in der Praxis hoch relevant aber mit zahlreichen Problemen behaftet sind. Methodische Grundlage war die Makromorphologie mit umfangreicher Fotodokumentation. Diese wurde ergänzt durch Lichtmikroskopie und Rasterelektronenmikroskopie, computertechnische Verfahren sowie umfangreiche und kritische Literaturrecherchen und -auswertungen. Bei dem Projekt „Digitale Forensische Osteologie" wurden erstmals umfangreiche Messungen an rezenten digitalen (virtuellen) Knochen vorgenommen, die aus Datensätzen von Multislice-Computertomografien (MSCT) von Leichen gewonnen wurden.

Zum Thema Humanspezifität von Knochenfunden wurde gezeigt, dass DNA-Untersuchungen ein praktisches, aber von dem Erhalt des Gewebes, also den Vorbehandlungen und Liegebedingungen abhängiges Hilfsmittel darstellen und daher mit einer gewissen Unsicherheit behaftetet sind (Verhoff et al. 2002b). So begründet sich auch im „DNA-Zeitalter" ein nach wie vor wichtiger Stellenwert der Morphologie. Für makroskopische Untersuchungen zur Humanspezifität sollte aufgrund der interindividuellen Variabilität eine große Menge an Vergleichsmaterial von menschlichen und tierischen Skeletten vorliegen. Diese Voraussetzungen können am besten durch eine interdisziplinäre Kooperation, wie in diesem Fall von Rechtsmedizin, Anthropologie und Veterinäranatomie geschaffen werden (Verhoff und Kreutz 2005a). Histologische Untersuchungen können zur Absicherung der makroskopischen Befunde dienen, eine Entscheidungshilfe bei unklarer Makroskopie und Ausfall der DNA-Analyse geben und weitere Veränderungen wie Hitzeeinwirkungen belegen. Sie können insbesondere als weiterer Hinweis für den Ausschluss der menschlichen Herkunft eines Knochens herangezogen werden. Aber wie bei der DNA-Analyse sind Grenzen gesetzt: Es ist nicht immer eine eindeutige Bestimmung möglich (Harsányi 1978), u.a. aufgrund der intraindividuellen Variabilität der inneren Knochenstruktur von Säugetieren (Giese 1908).

Das Problem der Liegezeitbestimmung wird von vielen Autoren als eines der schwierigsten in der forensischen Anthropologie angesehen (Hunger 1978, Földes et al. 1980, Bass 1984, Penning und Riepert 2003). Es wurde versucht, die komplexe Problematik auf die für die Praxis sehr wichtige Frage zu reduzieren, ob es klar abgrenzbare Befunde gibt, mit denen ohne Kenntnis des Liegemileus eine forensisch-relevante Liegezeit im Erdlager ausgeschlossen werden kann. Durch eine umfangreiche Literaturauswertung gelang es, einige Befunde herauszuarbeiten, die bislang noch nicht bei Erdliegezeiten von unter 50 Jahren beobachtet wurden (Verhoff et al. 2004). Nach Vergleich mit Befunden an Knochen mit bekannten Liegezeiten aus dem In- und europäischen Ausland mussten einige der Befunde als diskriminierende Kriterien entfallen. Es gelang jedoch, ein Beurteilungsschema zum Ausschluss einer forensisch relevanten Erd-Liegezeit, unabhängig vom Liegemilieu herauszuarbeiten (Verhoff et al. 2004, Verhoff und Kreutz 2005b). Diese Ergebnisse der Literaturrecherche müssen anhand von Gräberfeldern und einzelnen Skelettuntersuchungen mit bekanntem PMI und ausschließlicher Bodenlagerung kritisch überprüft werden. Insbesondere muss beobachtet werden, ob nicht doch einige der im Schema aufgeführten Befunde bei einer Bodenlagerung von unter 50 Jahren beobachtet werden können und ggf. unter welchem Liegemilieu dies auftritt. Die im Anschluss an die Publikation des Schemas begonnene multizentrische Studie (Verhoff et al. 2006c) sowie zahlreiche Rückmeldungen von forensisch-osteologisch tätigen Wissenschaftlern aus der ganzen Welt haben bislang für keinen der Befunde einen Ausschluss oder eine Einschränkung ergeben. Demnach kann das Schema als wertvolles Instrument für die Praxis angesehen werden, welches den Ausschluss einer forensisch relevanten Liegezeit bei Erdlagerung anhand objektivierbarer Befunde zulässt.

In dem Projekt „Liegezeitbestimmung“ sind neben der fortlaufenden Überprüfung des Schemas durch morphologische Untersuchung auch biochemische Analysen der Proteinzusammensetzung von Knochenproben am Institut für Rechtsmedizin der Universität Düsseldorf und DNA-Analysen am Gießener Institut für Rechtsmedizin geplant. Außerdem soll eine Klassifizierung des Bodens mit morphologischen und chemischen Analysen in Zusammenarbeit mit dem Institut für Bodenkunde und Standortlehre der Universität Hohenheim versucht werden. Ziel ist eine Liegezeitschätzung mittels eines ganzheitlichen Konzeptes aus Morphologie (Makroskopie und Mikroskopie), Proteinzusammensetzung, forensische DNA-Analyse und Klassifizierung des Liegemilieus für Liegezeiten von unter 50 Jahren. Zudem sollen die Untersuchungen dazu beitragen, die Grundlagen der Dekomposition (Haglund und Sorg 1997) besser zu verstehen.

An zahlreichen historischen und rezenten Skeletten mit bekannter Vorgeschichte wurden die wegweisenden Befunde zur Differenzierung der Entstehungszeit (prämortal, perimortal oder postmortal) und des Entstehungsmechanismus von Verletzungen an Knochenfunden erarbeitet und dokumentiert (Verhoff und Kreutz 2003). In der Zusammenschau mit der verfügbaren Literatur wurde eine in der Fallarbeit anwendbare Systematik zur Beurteilung von Verletzungsspuren an Knochenfunden mit Hilfe von Makroskopie und Mikroskopie erstellt. Diese konnte auch in den Arbeiten zur Fort- und Weiterbildung berücksichtigt werden (Verhoff und Kreutz 2004, Verhoff et al. 2006a)

Durch die Etablierung des Projektes „Digitale Forensische Osteologie" wurden in Zusammenarbeit mit dem Virtopsy-Projekt (Bern, Schweiz, www.virtopsy.com) völlig neue Möglichkeiten eröffnet, rezente, populationsspezifische Daten zur Schätzung von Geschlecht, Körperhöhe und Lebensalter zu erheben. Hierbei wurde zunächst gezeigt, dass die etablierten osteometrischen Parameter (Martin und Saller 1958, Moore-Jansen et al. 1994) an digitalen Rekonstruktionen von Knochen aus MSCT-Daten korrekt und mit der erforderlichen Genauigkeit erhoben werden können (Verhoff et al. 2006b, Ramsthaler et al. 2006). Hauptziel des Projektes ist die vollständige Vermessung aller im Rahmen des Virtopsy-Projektes gespeicherter und auch zukünftiger Datensätze. Hierbei werden alle relevanten osteometrischen Daten von Schädel und Langknochen an den virtuellen 3D-Rekonstruktionen der Knochen gemessen und mit den bekannten Daten für Alter, Geschlecht und Körpergröße korreliert. Weiterhin sollen neue Parameter für diese Fragestellungen gesucht werden, die möglicherweise nur mit Hilfe des MSCT erhoben werden können. Aktuell werden folgende spezielle Themen bearbeitet: Altersdiagnostik am Schädel mittels Graduierung der Zahnabrasion und Beurteilung der Schädelnähte; Vermessung und morphologische Deskription der Scapula zur Korrelierung mit Körpergröße, Geschlecht und Lebensalter; Geschlechtsbestimmung am lateralen Winkel der pars petrosa; Vermessung und Deskription der sinus frontales und maxillares: Geschlechtsdimorphismus und Lebensalter; Geschlechtsdimorphismus an Talus und Calcaneus – Messstrecken und Winkel. Weiterhin wird ein Blindversuch zur Geschlechtsdifferenzierung anhand morphologischer Parameter am Schädel durchgeführt.

Bezüglich der Definition des Leichenbegriffes (Gille et al 2006) anhand der relevanten Gesetze der einzelnen Bundesländer konnte festgestellt werden, dass nur in Thüringen das Skelett uneingeschränkt als Leiche anzusehen ist. Demnach wäre hier bei jedem Skelett eine ärztliche Leichenschau durchzuführen. In Sachsen-Anhalt wird die Ausnahme der Kulturdenkmale eingeräumt. Fraglich erscheint, wem diese Beurteilung obliegt. Man könnte vorschlagen, das postmortale Intervall mit „forensischer Relevanz", also von 50 Jahren (Verhoff et al. 2004) hierfür als maßgeblich anzusehen. Es gibt aber sicherlich Kulturdenkmäler jüngeren Alters. Andererseits kann nicht jeder menschliche Überrest nach einem PMI von 50 Jahren zum Kulturdenkmal erklärt werden. Die übrigen 14 Bundesländer verwenden den Begriff des Skelettes nicht, in Sachsen-Anhalt wird von einem „noch nicht vollständig verwesten Körper" gesprochen, wobei das Skelett zeitlich gesehen zweifelsohne mit einzubeziehen ist. Im Gegensatz dazu heißt es allerdings in § 87 der StPO, dass bei einer Leichenschau unter der Voraussetzung, dass dies zur Aufklärung des Sachverhalts offensichtlich entbehrlich ist, kein Arzt hinzugezogen werden muss.

Im Falle eines nichtnatürlichen Todes soll die gerichtliche Leichenöffnung, die von zwei Ärzten, von denen mindestens einer Facharzt für Rechtsmedizin sein muss, neben der Feststellung der Todesart auch eine mögliche Tatrekonstruktion und Todeszeitbestimmung ermöglichen. In § 87 Abs. 3 StPO wird zu diesem Zweck sogar einer Ausgrabung schon beerdigter Leichen (Exhumierung) stattgegeben. Es besteht wohl kein Zweifel, dass, wenn sich Zeichen eines unnatürlichen Todes ergeben sollten, eine Untersuchung durchgeführt werden muss, auch wenn sie korrekterweise nicht mehr als Leichenöffnung bezeichnet werden kann.

Wären diese menschlichen Überreste schon so stark verwest, dass ihr körperlicher Zusammenhang durch Verwesungsprozesse schon vollständig aufgehoben ist, wie bei Skeletten etwa, so würde es sich nach den Leichendefinitionen Bremens, Sachsens und Schleswig-Holsteins um keine Leiche mehr handeln. Hier spräche nichts mehr gegen eine Untersuchung der Überreste durch Nicht-Ärzte, solange die erforderliche Sachkunde vorläge.

Da die Informationen der Leichenschau und der Leichenöffnung unter rechtsstaatlichen Aspekten vor allem dem Zweck der objektiven Wahrheitsfindung und der Strafverfolgung dienen sollen, so ergibt sich die Beantwortung der Frage bei historischen Skeletten oder Mumien von selbst, da hier die rechtsmedizinische Fragestellung, auch wenn sie gegeben ist, keine Dringlichkeit mehr hat. Es wäre hierbei demnach ohne weiteres möglich, Untersuchungen etwa von einem Anthropologen durchführen zu lassen. Dem entspricht auch die Leichendefinition im Bestattungsgesetz des Landes Sachsen-Anhalt, nach der ein Skelett nur eine Leiche darstellt, wenn es sich dabei nicht um ein Kulturdenkmal handelt.

Nicht außer Acht lassen sollte man allerdings die Tatsache, dass in sieben der sechzehn Bestattungsgesetze keine Leichendefinition enthalten ist. Hier kann es folglich nur im Ermessen des Arztes oder der Behörden liegen, ob es sich nun bei einem menschlichen Überrest um eine Leiche handelt oder nicht.

Die Kenntnisse über Befunde, die an Leichen nach Erdliegezeiten von bis zu wenigen Jahren erhoben werden können, sind gerade in der Abgrenzung zur klassischen Osteologie sehr wichtig. Während man bei der „Obduktion nach Exhumierung“ meist noch von vorhandenen Weichteilresten und Organstrukturen ausgeht, beschäftigt sich die Osteologie eigentlich mit vollständig skelettierten Leichen. Die Schwierigkeiten des Leichenbegriffs in seiner Definition und den Abgrenzungen zur Osteologie wurden aufgezeigt. In der Praxis sind die Übergänge der Phasen der Dekomposition oftmals fließend. Trotzdem ist die Frage von Staatsanwaltschaften oder Versicherungsträgern danach, was nach einer bestimmten Leichenliegezeit noch zu erwarten ist berechtigt und für das weitere Procedere von Bedeutung. In diesem Zusammenhang erfüllen die sog. Erwartungskataloge (Althoff 1974, Naeve und Bandmann 1981, Grellner und Glenewinkel 1997, Seibel et al. 1997) eine wichtige Funktion. Durch die eigene, bislang weltweit umfangreichste Analyse von Exhumierungen (Stachetzki et al. 2001, 2002, Verhoff et al. 2006d, Ulm 2008) wurden diese Kataloge erheblich erweitert und ergänzt.

Die Wichtigkeit der interdisziplinären Kooperation der forensischen Wissenschaften sowohl in der Fallarbeit als auch bei komplexen wissenschaftlichen Fragestellungen wurde in den vorliegenden Arbeiten mehrfach deutlich. Auch das speziell zu dem Thema „interdisziplinäre Kooperation“ durchgeführte und wissenschaftlich analysierte Planspiel (Verhoff et al. 2006e) belegte die zentrale Bedeutung.

4 Zusammenfassung

Die vorliegenden Arbeiten haben sich mit problematischen Fragestellungen der forensischen Osteologie beschäftigt. Methodische Grundlage war die Makromorphologie mit umfangreicher Fotodokumentation. Diese wurde ergänzt durch Lichtmikroskopie und Rasterelektronenmikroskopie, computertechnische Verfahren sowie umfangreiche und kritische Literaturrecherchen und -auswertungen.

Zur Frage der Humanspezifität von Knochenfunden wurden durch Kooperationen umfangreiche Möglichkeiten für makromorphologische Vergleichsuntersuchungen mit humanen und nicht humanen Knochen geschaffen. Weiterhin wurden mikroskopische und DNA-Analysen etabliert.

Zum Thema „Liegezeitbestimmung von Knochenfunden“ konnte ein Untersuchungsschema erarbeitet werden, das den Ausschluss einer forensisch relevanten Erdliegezeit (< 50 Jahre) ermöglicht.

Eine in der Fallarbeit anwendbare Systematik zur Beurteilung von Verletzungsspuren an Knochenfunden mit den Aspekten der Entstehungszeit (prämortal, perimortal oder postmortal) und des Entstehungsmechanismus wurde entwickelt.

Neue Möglichkeiten, rezente, populationsspezifische Daten zur Schätzung von Geschlecht, Körperhöhe und Lebensalter zu erheben wurde durch das Projekt „Digitale Forensische Osteologie“ in Zusammenarbeit mit dem Virtopsy-Projekt (Bern, Schweiz) eröffnet. Hierbei werden forensisch-osteologische Untersuchungen an digitalen 3D-Rekonstruktionen aus Multislice-Computertomographien von Verstorbenen mit den bekannten Parametern Alter, Geschlecht und Körpergröße durchgeführt. Als Voraussetzung für dieses Projekt wurde gezeigt, dass klassische osteometrische Parameter an diesen „virtuellen Knochen“ mit ausreichender Genauigkeit erhoben werden konnten.

Zur Fort- und Weiterbildung in der „Forensischen Osteologie“ von Rechtsmedizinerinnen und Rechtsmedizinern bzw. in der Facharztweiterbildung Befindlichen wurde eine CME-zertifizierte Weiterbildung für die Zeitschrift „Rechtsmedizin“ verfasst. Eine Sensibilisierung von Ärzten verschiedener

Fachrichtungen, die je nach rechtsmedizinischer Versorgung eines Gebietes in forensisch-osteologische Untersuchungen involviert werden, wurde durch einen Artikel im „Deutschen Ärzteblatt“ versucht. Das Lehrbuch „Forensische Anthropologie“ wurde für Studenten der Humanmedizin und der Biologie verfasst, um diese an die Thematik heranzuführen.

Die Uneinheitlichkeit des Leichenbegriffes in den Gesetzen der Bundesrepublik Deutschland und deren Konsequenzen für die rechtsmedizinische bzw. forensisch-osteologische Arbeit wurden analysiert und Lösungsvorschläge unterbreitet.

In der bislang weltweit größten Auswertung von Exhumierungen (371 Fälle) wurden zahlreiche, auch forensisch relevante Befunde und deren maximale Nachweisbarkeitsdauer herausgearbeitet. Die in der Literatur bestehenden „Erwartungskataloge“ wurden erheblich ergänzt und erweitert.

Alle aufgeführten Arbeiten haben die Relevanz der interdisziplinären Kooperation, speziell in der forensischen Osteologie und allgemein in den forensischen Wissenschaften belegt. In einem wissenschaftlich analysierten „Planspiel“ wurde dies zusätzlich untermauert.

5 Literatur

1. Acsádi G, Nemeskéri J (1970) Determination of sex and age from skeletal finds. In: History of human life span and mortality. Akadémiai Kiadó, Budapest

2. Althoff H (1974) Bei welchen Fragestellungen kann man aussagefähige patho-morphologische Befunde nach Exhumierung erwarten? Z Rechtsmed 75: 1-20

3. Armstrong W G, Tarlo LBH (1966) Amino acid components in fossil calcified tissues. Nature 210: 481-482

4. Baccino E, Ubelaker DH, Hayek LA, Zerilli A (1999) Evaluation of seven methods of estimating age at death from mature human skeletal remains. J Forensic Sci. 44: 931-936

5. Balitzki-Korte B, Anslinger K, Bartsch C, Rolf B (2005a) Species identification by means of pyrosequencing the mitochondrial 12S rRNA gene. Int J Legal Med 119: 291-294

6. Balitzki-Korte B, Gruber C, Weiler G, Bartsch C (2005b) Spurenkundliche Artspezifitätsbestimmung – Sequenzanalyse mitochondrialer Desoxyribo-nukleinsäure. Rechtsmedizin 15: 29-31

7. Banaschak S, Eisenmenger W, Kuznik J, Brinkmann B (1998) Exhumierungen und kein Ende. Eine vergleichende Analyse. Arch Kriminol 202: 38-43

8. Bass WM (1984) Time interval since death – a difficult decision. In: Rathburn TA, Buikstra JE (Hrsg.) Human identification – Case studies in forensic anthropology. Charles C Thomas, Springfield, Illinois, USA, S. 136-147

9. Bell LS, Skinner MF, Jones SL (1996) The speed of post mortem change to the human skeleton and its taphonomic significance. Forensic Sci Int 82: 129-140

10. Berg S (1962) Zur Todeszeitbestimmung bei Skelettfunden. Beitr Ger Med 22: 18-30

11. Berg S (1975) Vitale Reaktionen und Zeiteinschätzungen. In: Mueller B (Hrsg.) Gerichtliche Medizin. Springer, Berlin, Heidelberg, New York, S. 326-340

12. Berg S, Protsch von Zieten R (1998) Die Datierung von Skelettfunden. In: Leopold D (Hrsg.) Identifikation unbekannter Toter. Schmidt-Römhild, Lübeck, S. 107-128

13. Berg S, Rolle R, Seemann H (1981) Der Archäologe und der Tod – Archäologie und Gerichtsmedizin. C. J. Bucher, München, Luzern, S. 94-97

14. Berg S, Specht W (1958a) Untersuchungen zur Bestimmung der Liegezeit von Skeletteilen. Dtsch Z Ger Med 47: 209-241

15. Berg S, Specht W (1958b) Eine neue Technik als naturwissenschaftlicher Beitrag zur Altersbestimmung von Knochenfunden. Arch Kriminol 122: 43-65

16. Beumer R (1914) Die Unterscheidung von Menschen- und Tierknochen. In: Lochte T (Hrsg.) Gerichtsärztliche und polizeiärztliche Technik. Bergmann, Wiesbaden, S. 286-290

17. Bonte W, Johansson J, Garbe G, Berg S (1976) Die Bestimmung des Aminosäurenspektrums als Hilfsmittel bei der Datierung von Skelettfunden. Arch Kriminol 158: 163-174

18. Breitinger E (1937) Zur Berechnung der Köperhöhe aus den langen Gliedmaßen. Anthrop Anz 14: 249-274

19. Brinkmann B (2004) Forensische DNA-Analytik. Dsch Arztebl 101: A2329-A2335

20. Brooks S, Suchey J (1990) Skeletal age determination base on the os pubis: A Comparison of the Acsádi-Nemeskéri and Suchey-Brooks methods. Human Evolution 5: 227-238

21. Brooks ST (1975) Human or not? A problem in skeletal identification. J Forensic Sci 20: 149-53

22. Brothwell DR (1972) Digging up bones. 2. Ed., London

23. Byers SN (2002) Introduction to forensic anthropology – a textbook. Allyn & Bacon, Boston

24. Castellano M, Villanueva EC, von Frenckel R (1984) Estimating the date of bone remains. A multivariate study. J Forensic Sci 29: 527-534

25. Cattaneo C, DiMartino S, Scali S, Craig OE, Grandi M, Sokol RJ (1999) Determining the human origin of fragments of burnt bone - A comparative study of histological, immunological and DNA techniques. Forensic Sci Int 102: 181-191

26. Duff EJ, Johnson JS (1974) Some social and forensic aspects of exhumation and reinterment of industrial revolution remains. Br Med J 1: 563-567

27. Dürwald W (1990) Gerichtliche Medizin. Johann Ambrosius Barth, Leipzig, S. 60

28. Ferembach D, Schwidetzky I, Stloukal M (1979) Empfehlungen für die Alters- und Geschlechtsdiagnose am Skelett. Homo 30: 1-32

29. Földes V, Kósa F, Virágos-Kis E, Rengei B, Ferke A (1980) Atomabsoptions-spektrometrische Untersuchung des Gehaltes an anorganischen Substanzen von Skelettfunden zur Ermittlung der Dauer des Begrabenseins in der Erde. Arch Kriminol 166: 105-111

30. Gaedke J (2000) Handbuch des Friedhofs- und Bestattungsrechts. Carl Heymanns, Köln, Berlin, Bonn, München, S. 120

31. Gehring K, Graw M (2001) Körperhöhenbestimmung anhand des Femurs und von Femurfragmenten. Arch Kriminol 207: 170-80

32. Gerassimov MM (1968) Ich suchte Gesichter. Bertelsmann, Gütersloh

33. Geserick G, Schmeling A (2001) Altersschätzung Jugendlicher im Strafver-fahren – Empfehlungen für die Begutachtung. Dtsch Arztebl 98: A1535-A1536

34. Giese oV (1908) Über die Diagnose der Herkunft von Knochenfragmenten in forensischer Beziehung durch vergleichende histologische Untersuchung. Vjschr Gerichtl Med 38: 27-37

35. Giles E, Elliot O (1963) Sex determination by discriminant function analysis of crania. Am J Phys Anthropol 21: 53-68

36. Gille RJ, Riße M, Kreutz K, Weiler G, Verhoff MA (2006) Zur Bedeutung des Leichenbegriffs für die Rechtsmedizin. Arch Kriminol 217: 81-91

37. Graw M, Czarnetzki A, Haffner H-T (1999) The form of the supraorbital margin as a criterion in identification of sex from the skull: Investigations based on modern human skulls. Am J Phys Anthropol 108: 91-96

38. Grellner W, Glenewinkel F (1997) Exhumations: synopsis of morphological and toxicological findings in relation to the postmortem interval. Survey on a 20-year period and review of the literature. Forensic Sci Int 90: 139-59

39. Haglund WD (2003) Forensic taphonomy. In: James, SH, Nordby JJ (Hrsg.) Forensic Science. CRC Press, Boca Raton, Florida, S. 99-112

40. Haglund WD, Sorg M (1997) Method and theory of forensic taphonomy research. In: Haglund WD, Sorg M (Hrsg.) Forensic taphonomy. CRC Press, Boca Raton, Florida, S. 13-26

41. Harsányi L (1978) Unterscheidung von Menschen- und Tierknochen. In: Hunger und Leopold (Hrsg.): Identifikation. Springer, Berlin: 100-112

42. Helmer R (1984) Schädelidentifizierung durch elektronische Bildmischung. Kriminalistik Verlag, Heidelberg

43. Henke W (1971) Methodisches zur Geschlechtsbestimmung und zum morphometrischen Vergleich von menschlichen Skelettserien – dargestellt am mittelalterlichen Skelettmaterial des Kieler Gertrudenfriedhofs im Vergleich mit anderen nordeuropäischen Serien. Med Diss, Univ. Kiel

44. Henssge C, Madea B, Beneke M, Berg S, Geyh MA, Karger B, Krause D, Lignitz E, Rothschild M (2004) Leichenerscheinungen und Todeszeitbestimmung. In: Brinkmann B, Madea B (Hrsg.) Handbuch gerichtliche Medizin. Springer, Berlin, Heidelberg, Bd. I, S. 79-226

45. Herrmann B, Grupe G, Hummel S, Piepenbrink H, Schutkowski H (1990) Prähistorische Anthropologie – Leitfaden der Feld- und Labormethode. Springer, Berlin, Heidelberg

46. Hohoff C, Brinkmann B (2003) Trends in der forensischen Molekulargenetik. Rechsmedizin 13: 183-189

47. Houck MM (1998) Skeletal trauma and the individualization of the knife marks in bones. In: Reichs KJ (Hrsg.) Forensic osteology – Advances in the identification of human remains. Second edition. Charles C Thomas, Springfield, Illinois, USA, S. 410-424

48. Howells WW (1964) Détermination du sexe du bassin par fonction discriminante. Bull et Mém de la Soc d`Anthrop, Paris, S. 95-105

49. Hunger H (1967) Untersuchungen zum Problem der Liegezeitbestimmung an menschlichen Skeletten. Med Habil Schr Karl-Marx-Universität Leipzig

50. Hunger H (1978) Methoden der Liegezeit-bestimmung menschlicher Knochen. In: Hunger H, Leopold D (Hrsg.) Indentifikation. Johann Ambrosius Barth, Leipzig, S. 63-99

51. Hunger H, Leopold D (1978) Identifikation. Springer, Berlin, Heidelberg, New York, London

52. İşcan MY (1981) Concepts in teaching forensic anthropology. Medical Anthrop Newsletter 13: 10-12

53. Jachau K, Krause D (2002) Späte Leichenerscheinungen. Rechtsmedizin 12: 175-186

54. Jackowski C, Aghayev E, Sonnenschein M, Dirnhofer R, Thali MJ (2006) Maximum intensity projection of cranial computed tomography data for dental identification. Int J Legal Med 120: 165-167

55. Jantz RL, Ousley SD (1993) FORDISC 1.0: Computerized forensic discriminant functions. The University of Tennessee, Knoxville

56. Jarvis DR (1997) Nitrogen levels in long bones from coffin burials interred for periods of 26-90 years. Forensic Sci Int 85: 199-208

57. Karger B, Lorin de la Grandmaison G, Bajanowski T, Brinkmann B (2004) Analysis of 155 consecutive forensic exhumations with emphasis on undetected homicides. Int J Legal Med 118: 90-94

58. Kemkes-Grottenthaler A (2002) Aging through the ages: historical perspectives on age indicator methods. In: Hoppa RD, Vaupel JW (Hrsg.) Paleodemography. Age Distributions from Skeletal Samples. Cambridge Univ Press, Cambridge, S. 48-72

59. Kerley ER (1965) The microscopic determination of age in human bone. Am J Phys Anthrop 23: 149-164

60. Knight B (1969) Methods of dating skeletal remains. Med Sci Law 9: 247-252

61. Knight B, Lauder I (1969) Methods of dating skeletal remains. Hum. Biol. 41: 322-341

62. Kreutz K (1997) Ätiologie und Epidemiologie von Erkrankungen des Kindesalters bei der bajuwarischen Population von Straubing (Niederbayern). Band I. Cuvillier , Göttingen

63. Kreutz K, Verhoff MA (2002) Forensische Anthropologie. Lehmanns Media – LOB.de, Berlin

64. Krogman WM, İşcan MY (1986) The human skeleton in forensic medicine. Charles C. Thomas, Springfield

65. Kunter M (1988) Rekonstruktion, Konservierung und Reproduktion. In: Knus-smann R (Hrsg.) Anthropologie, Bd. I/1. Gustav Fischer, Stuttgart, S. 551-615

66. Leopold D (1998) (Hrsg.) Identifikation unbekannter Toter. Schmidt-Römhild, Lübeck

67. Lessig R, Benthaus S (2003) Forensische Odontostomatologie. Rechtsmedizin 13: 161-169

68. Martin R (1914) Lehrbuch der Anthropologie. Gustav Fischer, Jena

69. Martin R, Saller K (1957) Kraniometrische Technik. In: Martin R, Saller K: Lehrbuch der Anthropologie. Bd. I, Gustav Fischer, Stuttgart, S. 429-500

70. Moore-Jansen P, Ousley SD, Jantz RL (1994) Data collection procedures for forensic skeletal material. Reports of Investigations no. 48, the University of Knoxville, Dept. of Anthropology, Knoxville, Tennessee

71. Moores CFA, Fanning EA, Hunt EE Jr (1963) Age variation of formation stages for ten permanent teeth. J Dent Res 42: 1490-1502

72. Mueller B (Hrsg.) (1975) Gerichtliche Medizin. Springer, Berlin, Heidelberg, New York

73. Mülling CKW, Rothschild MA (2005) Forensische Veterinärmedizin. Rechtsmedizin 15: 381-388

74. Münnich KO (1960) Die C_{14}-Methode. Geologische Rundschau 49: 237-244

75. Naeve W, Bandmann H (1981) Über Fragestellungen, Ergebnisse und Aussagewert versicherungsmedizinischer Obduktionen nach Exhumation. Lebensversicher Med 33: 37-42

76. Nafte N (2002) Flesh and bone. Carolina Academic Press, Durham, North Carolina

77. Neis P, Hille R, Paschke M, Pilwat G, Schnabel A, Niess C, Bratzke H (1999) Strontiom-90 for determination of time since death. Forensic Sci Int 99: 47-51

78. Nordmann (1939) Erfahrungen bei Exhumierungen. Zentralbl Pathol 73: 81-86

79. Olivier G (1960) Pratique Anthropologie. Vigot Frères, Paris

80. Olivier G, Aaron C, Fully G, Tissier G (1978) New estimations of

stature and cranial capacity in modern man. J Human Evol 7: 513-534

81. Parson W, Pegoraro K, Niederstätter H, Föger M, Steinlechner M (2000) Species identification by means of the cytochrome b gene. Int J Legal Med 114: 23-28

82. Pearson K (1899) On the reconstruction of stature of prehistoric races. Mathematic contributions to the theory of evolution. Transa Roy Soc A 192: 169-244

83. Penning R (1996) Rechtsmedizin systematisch. Uni-Med, Bremen, Lorch/Württemberg, S. 34-39

84. Penning R, Riepert T (2003) Identifikation und forensische Osteologie. In: Madea B, Brinkmann B (Hrsg.) Handbuch gerichtliche Medizin. Springer, Berlin, Heidelberg, Bd. II, S. 1117-1270

85. Perizonius WRK (1984) Closing and non-closing of sutures in 256 crania of known age and sex from Amsterdam (A.D. 1883 – 1909). J Human Evol 13: 201-216

86. Ponsold A (1967) Lehrbuch der Gerichtlichen Medizin. Georg Thieme, Stuttgart

87. Prag J, Neave R (1997) Making Faces using forensic and archeological evidence. British Musem Press, London

88. Püschel K, Bauerochse A, Fuhrmann A, Hummel S, Jopp E, Kettner A, Lockemann U, Metzler A, Schmid D, Schmidt K-D (2005) Rechtsmedizin, Anthropologie und Archäologie – Ein vermisstes Mädchen entpuppt sich als über 2700 Jahre alte Moorleiche. Rechtsmedizin 15: 202-205

89. Raestrup G (1926) Obduktion exhumierter Leichen im Leipziger gerichtsmedizinischen Institut. Dtsch Z Ges Gerichtl Med 6: 34-48

90. Rämsch R, Zerndt, B (1963) Vergleichende Untersuchungen der Havers'schen Kanäle zwischen Menschen und Haustieren. Arch Kriminol 131: 74-87

91. Ramsthaler F, Kreutz K, Krähahn J, Jackowski C, Thali M, Wells J, Verhoff MA (2006) Digital forensic osteology: Studies pertaining to the reliability of computer-assisted osteometry on cranial 3-D reconstructions of MSCT (multislice computer tomography). Am J Phys Anthropol (submitted)

92. Ritz-Timme S, Rochholz G, Schutz HW, Collins MJ, Waite ER,

Cattaneo C, Kaatsch HJ (2000) Quality assurance in age estimation based on aspartic acid racemisation. Int J Legal Med 114: 83-86

93. Rösing FW (1977) Methoden der Aussagemöglichkeiten der anthropologischen Leichenbrandbearbeitung. Archäologie und Naturwissenschaften 1: 53-80

94. Rösing FW (1988) Körperhöhenrekonstruktion aus Skelettmaßen. In: Knus-smann R (Hrsg.) Anthropologie. Band I.1, Fischer, Stuttgart, New York, S. 586-599

95. Rösing FW, Graw M, Marré B, Ritz-Timme S, Rothschild MA, Rötzscher K, Schmeling A, Schröder I, Geserick G (2005) Empfehlungen für die forensische Geschlechts- und Altersdiagnose am Skelett. Rechtsmedizin 15: 32-38

96. Rothschild MA, Krug B, Riepert T (2001) Postmortale Röntgendiagnostik in der Rechtsmedizin. Rechtsmedizin 11: 230-243

97. Sauer NJ (1997) The timing of injuries and manner of death: distinguishing among antemortem, perimortem and postmortem trauma. In: Reichs K (Hrsg.) Forensic osteology: advances in the identification of human remains. Charles C. Thomas, Springfield, S. 312-332

98. Schiwy-Bochat K-H (1993) Automatische Kompaktaanalyse zur Speziesdifferenzierung. In: Pesch H-J (Hrsg.) Osteologie aktuell VII. Springer, Berlin, S. 512-514

99. Schiwy-Bochat K-H, Becker MM, Ghattas KM, Breuckmann B (1998) 3-dimensionale Messungen der Processus mastoidei zur Geschlechtsdiagnose am Schädel. Rechtsmedizin 8: 130-134

100. Schleyer F, Ihm P, Bensch W (1971) Über die Geschlechtsverschiedenheit des Umrisses der knöchernen Orbita. Z Rechtsmed 69: 168-172

101. Schmeling A, Lockemann U, Olze A et al. (2004) Forensische Altersdiagnostik beim Jugendlichen und jungen Erwachsenen. Dtsch Arztebl 101: A 1261-1265

102. Schmid E (1972) Atlas of animal bones. Elsevier, Amsterdam

103. Schmitt HP, Saternus K (1970) Beiträge zur forensischen Osteologie: I Der Processus mastoideus als Identifikationsmerkmal? Z Rechtsmed 67:170-174

104. Schultz M (1988) Paläopathologische Diagnostik. In: Knussmann R (Hrsg.) Handbuch der vergleichenden Biologie des Menschen. Fischer, Stuttgart, New York, Bd. I. 1., S. 480-496

105. Seibel O, Heinemann A, Hildebrand E, Püschel K (1997) 131 Hamburger Exhumierungen und ihre Bedeutung für die Rechtspflege und Versicherungsmedizin (1971-1995). Versicherungsmedizin 49: 209-215

106. Sledzik P (1998) Forensic taphonomy: postmortem decomposition an decay. In: Reichs KJ (Hrsg.) Forensic osteology – Advances in the identification of human remains. Second edition. Charles C Thomas, Springfield, Illinois, USA, S. 109-119

107. Sledzik PS (1998) Forensic taphonomy – postmortem decomposition and decay. In: Reichs KJ (Hrsg.) Forensic osteology – Advances in the identification of human remains. Second edition. Charles C Thomas, Springfield, Illinois, USA, S. 109-119

108. Solheim T (1993) A new method for dental age estimation in adults. Forensic Sci Int 59: 137-147

109. Stachetzki U, Verhoff MA, Müller K-M (2002) Morphological findings after exhumation. Histopathology 41 (Suppl. 2): 208-211

110. Stachetzki U, Verhoff MA, Ulm K, Müller K-M (2001) Morphologische Befunde und versicherungsmedizinische Aspekte bei 371 Exhumierungen. Pathologe 22: 252-258

111. Stewart TD (1954) Sex determination of the skeleton by guess and by measurement. Am J Phys Anthropol 12: 385-392

112. Strádolová V (1975) Sex differences and sex determination on the sacrum. Anthrop (Brno) 13: 237-244

113. Swift B, Lauder I, Black S, Norris J (2001) An estimation of the post-mortem interval in human skeletal remains: a radionuclide and trace elemet approach. Forensic Sci. Int. 117: 73-87

114. Szibor R, Schubert C, Schöning R, Krause D, Wendt U (1998) Pollen analysis reveals murder season. Nature 395: 449-450

115. Taylor RE, Suchery JM, Payen CA, Slota Jr PJ (1989) The use of radiocarbon (C-14) to identify skeletal materials of forensic science interest. J Forensic Sci 34: 1196-1205

116. Thali M, Braun M, Buck U, Aghayev E, Jackowski C, Vock P, Sonnenschein M, Dirnhofer R (2005) Virtopsy – scientific

documentation, reconstruction and animation in forensic: Individual and real 3D data based geo-metric approach including optical body / object surface and radiological CT / MRI scanning. J Forensic Sci 50:428-442

117. Thali MJ, Yen K, Plattner T, Schweitzer W, Vock P, Ozdoba C, Dirnhofer R (2002) Charred body: Virtual autopsy with multi-slice computed tomography and magnetic resonance imaging. J Forensic Sci 47:1326-1331

118. Thali MJ, Yen K, Schweitzer W, Vock P, Boesch C, Ozdoba C, Schroth G, Ith M, Sonnenschein M, Doernhoefer T, Scheurer E, Plattner T, Dirnhofer R (2003) Virtopsy, a new imaging horizon in forensic pathology: virtual autopsy by postmortem multislice computed tomography (MSCT) and magnetic resonance imaging (MRI) – a feasibility study. J Forensic Sci. 48:386-403

119. Todd TW (1921) Age changes in the pubic bone. Am J Phys Anthropol 3: 285-334

120. Trotter M, Gleser GC (1952) Estimation of stature from long bones of American Whites and Negroes. Am J Phys Anthropol 10: 463-514

121. Ubelaker DH (1989a) Human Skeletal Remains. 2nd Edition Taraxacum Press, Washington DC

122. Ubelaker DH (1989b) The estimation of age at death from immature human bone. In: Iscan MY (Hrsg.) Age markers in the human skeleton. Charles C Thomas, Springfield, Illinois, S. 55-70

123. Ubelaker DH, Volk CG (2002) A test of the phenice method for the estimation of sex. J Forensic Sci 47:19-24

124. Ulm K (2008) 371 Exhumierungen – eine Untersuchung aus morphologischer, versicherungsmedizinischer und rechtsmedizinischer Sicht. Inauguraldissertation, Medizinische Fakultät, Universität Gießen

125. Uysal S, Gokharman D, Kacar M, Tuncbilek I, Kosar U (2005) Estimation of sex by 3D CT measurements of the foramen magnum. J Forensic Sci 50:1310-1314

126. Vallois HV (1937) La durée de la vie chez l′ homme fossile. L‘ Anthrop 47: 499-532

127. Verhoff MA, Heidorn F (2006) Forensische DNA-Analyse – Grenzen der Beweisführung. Kriminalist 03/2006: 119-122

128. Verhoff MA, Heidorn F, Kreutz K (2002b) Die interindividuelle morphologische Variabilität als Ursache von Fehldeutungen in der forensischen Osteologie am Beispiel einer Rippe. Arch Kriminol 210: 112-120

129. Verhoff MA, Heidorn F, Oehmke S, Weiler G (2002a) Beitrag zur Problematik der DNA-Typisierung von Kot. Rechtsmedizin 12: 172-174

130. Verhoff MA, Kreutz K (2003) Verletzungsspuren an Knochenfunden – Analyse und Beurteilung. Arch Kriminol 212: 41-52

131. Verhoff MA, Kreutz K (2004) Forensische Osteologie – Humanspezifität, Liegezeit und Verletzungsspuren. Rechtsmedizin 14: 417-430

132. Verhoff MA, Kreutz K (2005a) Forensische Osteologie. Gießener Universitätsblätter 38: 43-53

133. Verhoff MA, Kreutz K (2005b) Macroscopic findings on soil-embedded skeletal remains allowing the exclusion of a forensically relevant lay time. In: Tsokos M (Hrsg.) Forensic Pathology Reviews, Vol. 3. Humana Press, S. 239-252

134. Verhoff MA, Kreutz K, Ramsthaler F, Schiwy-Bochat K-H (2006a) Forensische Anthropologie und Osteologie – Übersicht und Definitionen. Arztebl 103: A782-788

135. Verhoff MA, Müller K-M (2000) Sideroelastose der Pulmonalgefäße nach Schweißrauchexposition. Pathologe 21: 229-233

136. Verhoff MA, Ramsthaler F, Krähahn J, Deml U, Gille R, Grabherr S, Thali M, Kreutz K (2006b) Digital Forensic Osteology – Possibilities in cooperation with the Virtopsy® Project. Forensic Sci Int (in press)

137. Verhoff MA, Ramsthaler F, Wiesbrock, Kreutz K (2006c) Macroscopic findings on soil-embedded skeletal remains for the exclusion of a forensically relevant lay time (PMI) - first experiences with the literature-based scheme. J Forensic Sci (in review)

138. Verhoff MA, Ulm K, Kreutz K, Müller K-M, Stachetzki U (2006d) Exhumation as a matter of fact. Anil Aggrawal's Internet Journal of Forensic Medicine and Toxicology (in press)

139. Verhoff MA, Wiesbrock UO, Kreutz K (2004) Makroskopische Befunde zum Ausschluss einer forensisch relevanten Liegezeit bei Knochenfunden – eine Literaturauswertung. Arch Kriminol 213: 1-14

140. Verhoff MA, Witzel C, Schütz H, Kreutz K (2006e) Interdisziplinäre Kooperation der forensischen Wissenschaften – Ergebnisse eines experimentellen Planspiels. Arch Kriminol 217: 146-142

141. Walcher K (1928) Studie über die Leichenfäulnis mit besonderer Berücksichtigung der Histologie derselben. Virchows Arch Path Anat 268: 170-180

142. Wenig K (1944) Über Erfahrungen bei Exhumierungssektionen. Reichs Gesd Bl 19: 169

143. Wolf-Heidegger G (1954) Atlas der systematischen Anatomie des Menschen, Bd 1, Basel, New York

144. Zollikofer CP, Ponce de Leon MS, Lieberman DE, Guy F, Pilbeam D, Likius A, Mackaye HT, Vignaud P, Brunet M (2005) Virtual cranial reconstruction of Sahelanthropus tchadensis. Nature. 434:755-759